DR. MED. STEFANIE SCHMID-ALTRINGER

Schwanger ab 35

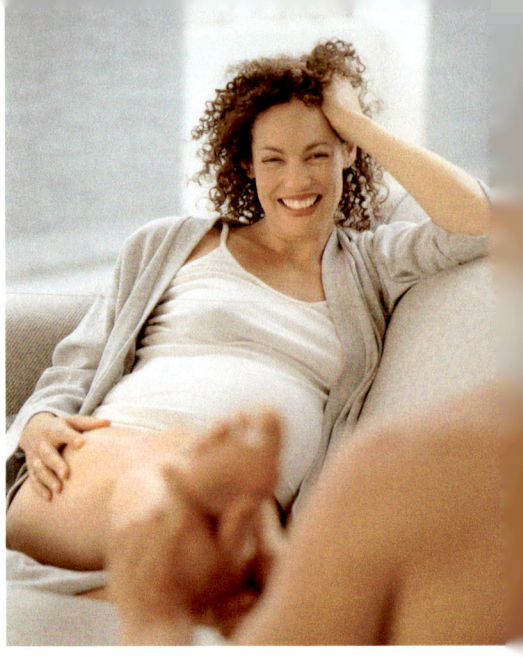

THEORIE

PRAXIS

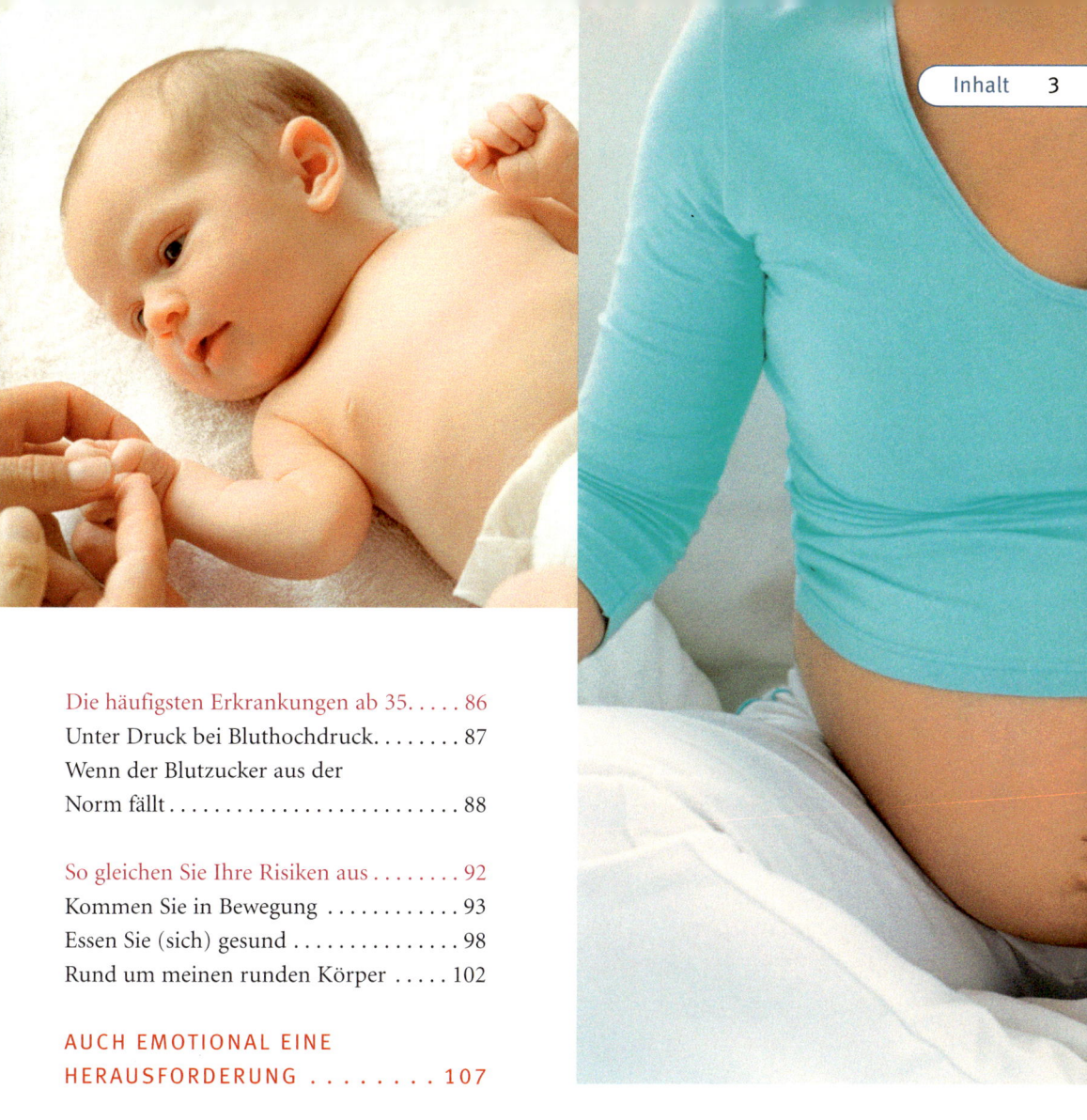

SERVICE

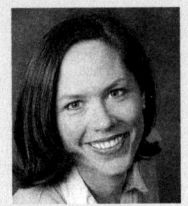

Dr. med. Stefanie Schmid-Altringer, Jahrgang 1967, ist approbierte Ärztin, Wissenschaftsjournalistin und Filmemacherin. Seit vielen Jahren arbeitet sie freiberuflich für verschiedene Sender und Verlage mit dem Schwerpunkt Frauen und Medizin. Geprägt durch ihre Erfahrung in Frauenheilkunde, aber auch in tiefenpsychologischer Tanz- und Ausdruckstherapie, möchte sie Frauen und Mütter ermutigen, sich immer wieder auf die eigenen Kräfte und Kraftquellen zu besinnen. Neben ihrem fachlichen Wissen kann sie auch ihre eigenen Erfahrungen einbringen: Als begeisterte Mutter von zwei Töchtern (1999 und 2002) bekam sie »am eigenen Leib« zu spüren, was Schwangere heute an Verunsicherung, aber auch an liebevoller, stärkender Unterstützung erleben.

EIN WORT ZUVOR

Da Sie dieses Buch lesen, gehören Sie vermutlich zu der immer größer werdenden Gruppe von Frauen, die mit 35 oder darüber schwanger sind. Herzlichen Glückwunsch! Natürlich machen sich alle werdenden Mütter Gedanken über ihre Schwangerschaft und die Geburt. Frauen ab 35 haben meist zusätzlich ihr Alter im Blick. Vielleicht überlegen Sie sich ja, ob es etwas gibt, worauf Sie während Ihrer Schwangerschaft besonders achten sollten. Wahrscheinlich wüssten Sie auch gern, ob sich die Risiken von Krankheiten bei Mutter und Kind erhöhen. Oder Sie möchten sich über pränatale Tests informieren, die gerade Frauen ab 35 manchmal mit Nachdruck angeboten werden.

Die Autorin Dr. Stefanie Schmid-Altringer macht deutlich, dass die allermeisten Schwangerschaften so komplikationslos verlaufen wie die jüngerer Frauen, auch wenn das statistisch mögliche Risiko für einzelne Erkrankungen und Problemsituationen mit der Anzahl der gelebten Jahre steigt. Sie gibt Orientierungshilfen, damit Sie Ihre Zeit der »guten Hoffnung« auch wirklich als solche erleben und das Vertrauen in Ihren Körper stärken.

Dieses Buch regt uns Forscherinnen in der Gruppe Maternal Health an der Universität Osnabrück dazu an, noch intensiver als bisher der Frage nachzugehen, welche Rolle das Alter der werdenden Mutter spielt. Was stabilisiert sie in der spannenden Zeit des Kinderkriegens? In den letzten Jahrzehnten wurden Schwangere ab 35 darauf trainiert, bei jedem vermeintlichen Risiko jede angeratene Vorsichtsmaßnahme zu befolgen und alle Angebote der Pränataldiagnostik wertzuschätzen. Doch das Alter als Wissens-, Erfahrungs- und Gelassenheitsvorsprung war bislang kein Thema. Jetzt scheint es mir dafür an der Zeit zu sein.

Dr. rer. medic. Christine Loytved
Hebamme und Gesundheitswissenschaftlerin
Universität Osnabrück

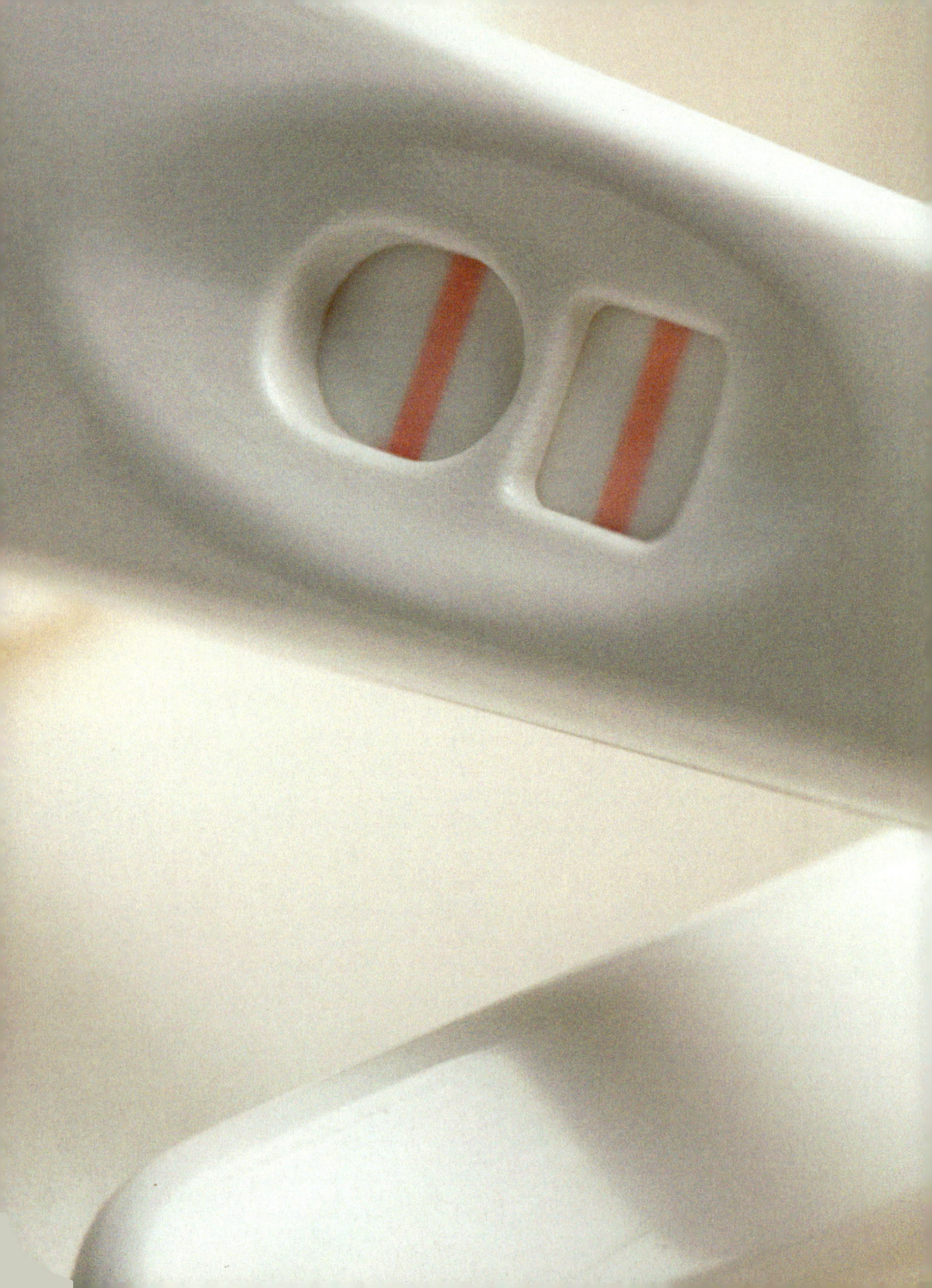

ABENTEUER SCHWANGERSCHAFT

Sie haben ein spannendes Abenteuer vor sich: Sie sind schwanger – und mindestens 35. Nehmen Sie diese Herausforderung an und lassen Sie sich bereichern!

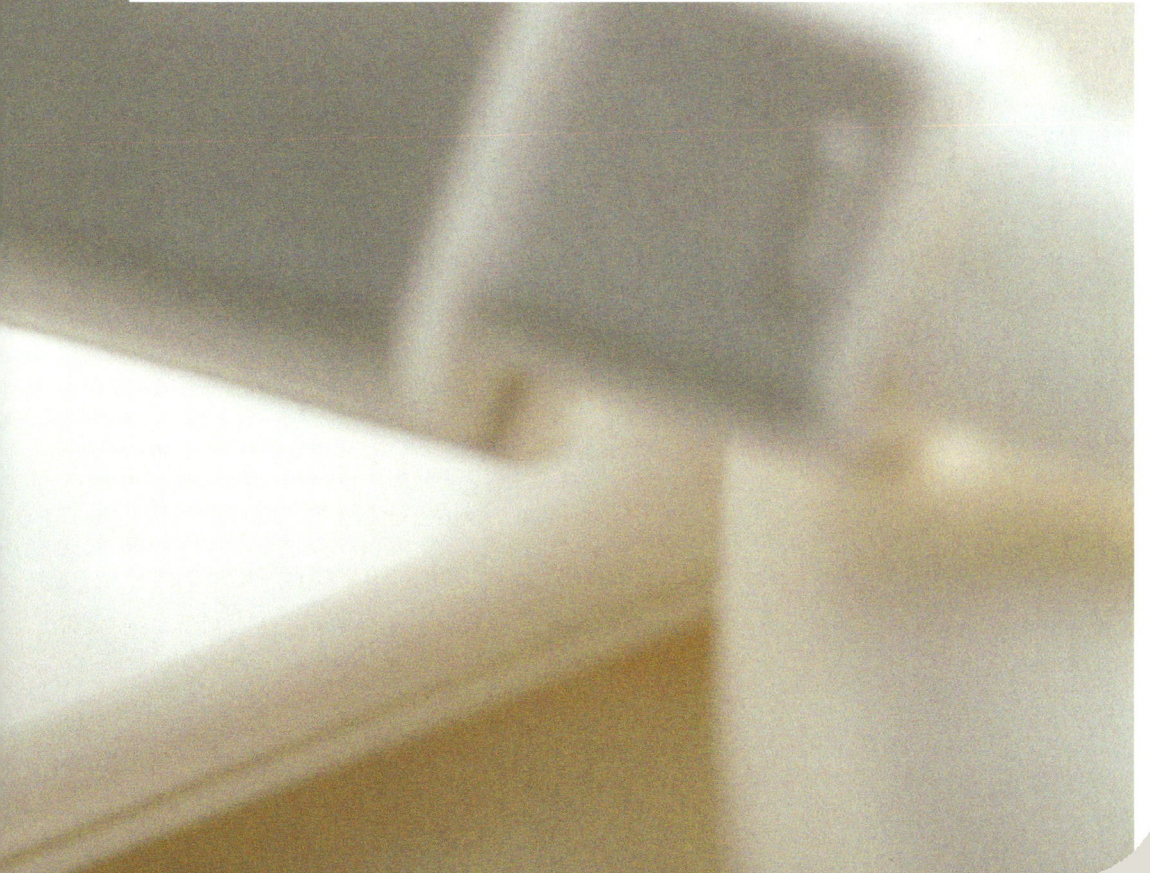

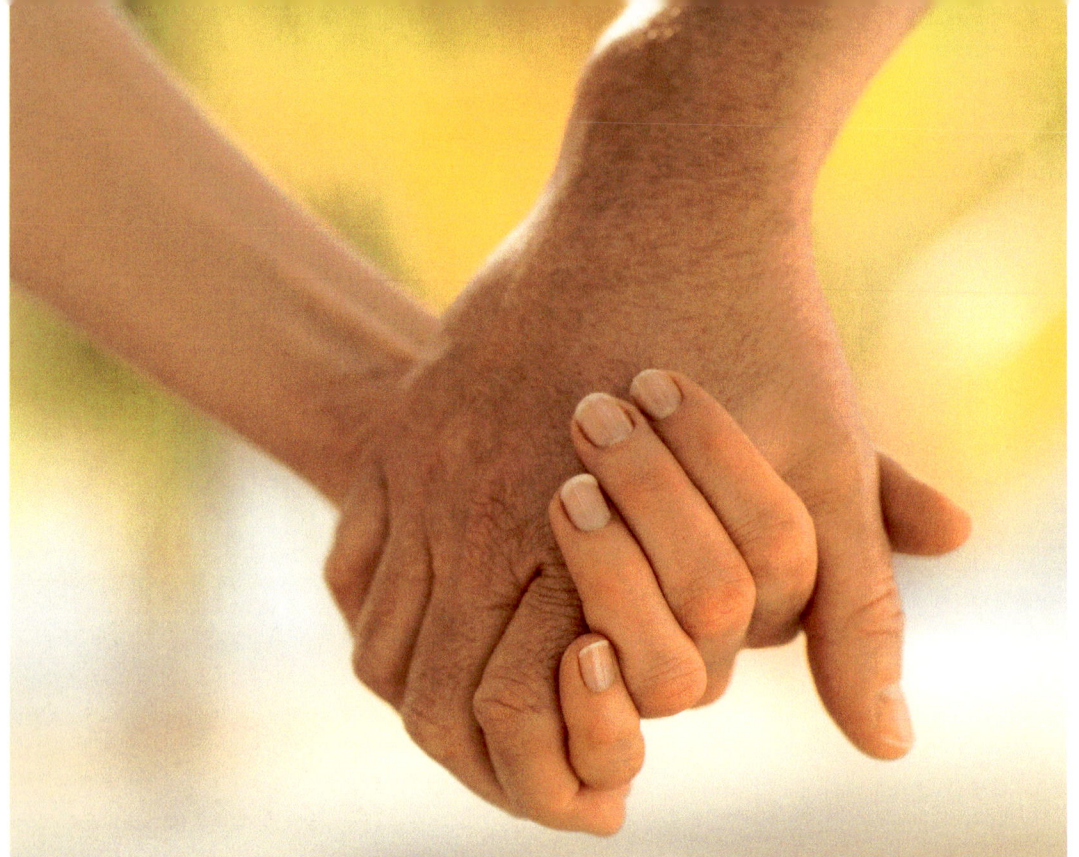

Vom richtigen Zeitpunkt

Sie sind in »anderen Umständen« und im besten Fall auch »guter Hoffnung« – mit 35 oder darüber. Dieser Zeitpunkt kann unterschiedliche Gründe haben: Sie haben endlich den Partner gefunden, mit dem Sie eine Familie gründen möchten. Oder Sie sind im Beruf so weit gefestigt, dass eine Kinderpause finanziell denkbar oder wünschenswert ist. Die Hälfte der Frauen um 40 hat es allerdings einfach »darauf ankommen« lassen. Wie dem auch sei, Sie haben sich für Ihr Kind entschieden, herzlichen Glückwunsch!

Ihre Lebenserfahrung – Ihr Vorteil

Zum Glück sind Sie keine zwanzig mehr! Oder sehen Sie sich etwa nach dieser neugierigen, aber auch unsicheren und unbeständigen Zeit zurück? Jedenfalls bekommen Sie Ihr Kind jetzt, da Sie schon wesentliche Lebenserfahrung gesammelt haben, im Beruf stehen und wissen, was Sie wollen. Frauen mit höherer Schulbildung entschließen sich häufig später zu einer Schwangerschaft. So steht es im Bericht vom Bundesministerium für Familie, Senioren, Frauen und Jugend in Berlin zur gesundheitlichen Situation von Frauen in Deutschland. Sie brauchen für ihre umfangreiche Ausbildung und den Start ins Berufsleben einfach mehr Zeit. Aber wenn es dann so weit ist, sind die meisten Schwangeren ab 35 gesundheitsbewusster und umsichtiger als jüngere Schwangere. Sie nehmen die Vorsorge ernst und vermindern dadurch statistisch mögliche Risiken. Frauen ab 35 und ihre neugeborenen Babys sind laut statistischer Ergebnisanalyse genauso gesund wie jüngere Mütter und ihr Nachwuchs. Dennoch hält sich hartnäckig die Bezeichnung »Spätgebärende« für eine schwangere Frau ab 35. Das ist jedoch insofern falsch, als »spät« suggeriert, dass diese Frauen (zu) spät dran sind. Doch wer bestimmt denn, wann der richtige Zeitpunkt gekommen ist, um sich ein Kind zu wünschen? Möglicherweise haben Sie gerade jetzt den Mut und das stimmige Gefühl, wirklich Ja zu Ihrem Kind sagen zu können. Lassen Sie sich also von diesem medizinischen Fachausdruck nicht verunsichern. Sie sind eine Genau-richtig-Gebärende!

LEBENSVERLÄNGERND
Eine Studie der Harvard University von 1998 belegt, dass spät gebärende Frauen, die auf natürlichem Weg schwanger wurden, länger leben als jüngere Schwangere.

Werdende Mütter ab 35 im Trend

Noch vor dreißig Jahren bekamen Frauen durchschnittlich im zarten Alter von 23 bis 24 Jahren ihr erstes Kind, pünktlich mit der Eheschließung, so die Statistik. Besonders in Westdeutschland hatten Frauen nicht den Ehrgeiz, finanziell unabhängig zu sein. Eine gute Ausbildung und Erfahrung im Beruf waren für viele zweitrangig. Heute sieht das anders aus: Frauen haben in der Regel viel höhere Ansprüche als früher. Sie wollen sich ausprobieren und auf eigenen Füßen stehen können, bevor sie sich auf das Abenteuer einer Schwangerschaft einlassen. Kein Wunder also, dass die meisten Kinder heute von Frauen zwischen 30 und 37 Jahren geboren werden. In den letzten Jahrzehnten hat sich das durchschnittliche Alter, mit dem eine Frau ihr erstes Kind bekommt, stetig erhöht, und die Prognose lautet: Tendenz weiter steigend!

Frauen, die ab 35 ein Kind bekommen, sind also keine Ausnahme mehr. Inzwischen ist es an der Tagesordnung, dass schwangere Frauen beispielsweise Lachfalten haben, einfach weil sie nicht mehr in den Zwanzigern sind. Die Bundesgeschäftsstelle für Qualitätssicherung in Düsseldorf schreibt in ihrem Jahresbericht

Die Geburten bei 38- bis 40-jährigen Müttern sind in den letzten beiden Jahren überproportional angestiegen. Das begründet den leichten Rückgang bei den 35- und 36-Jährigen.

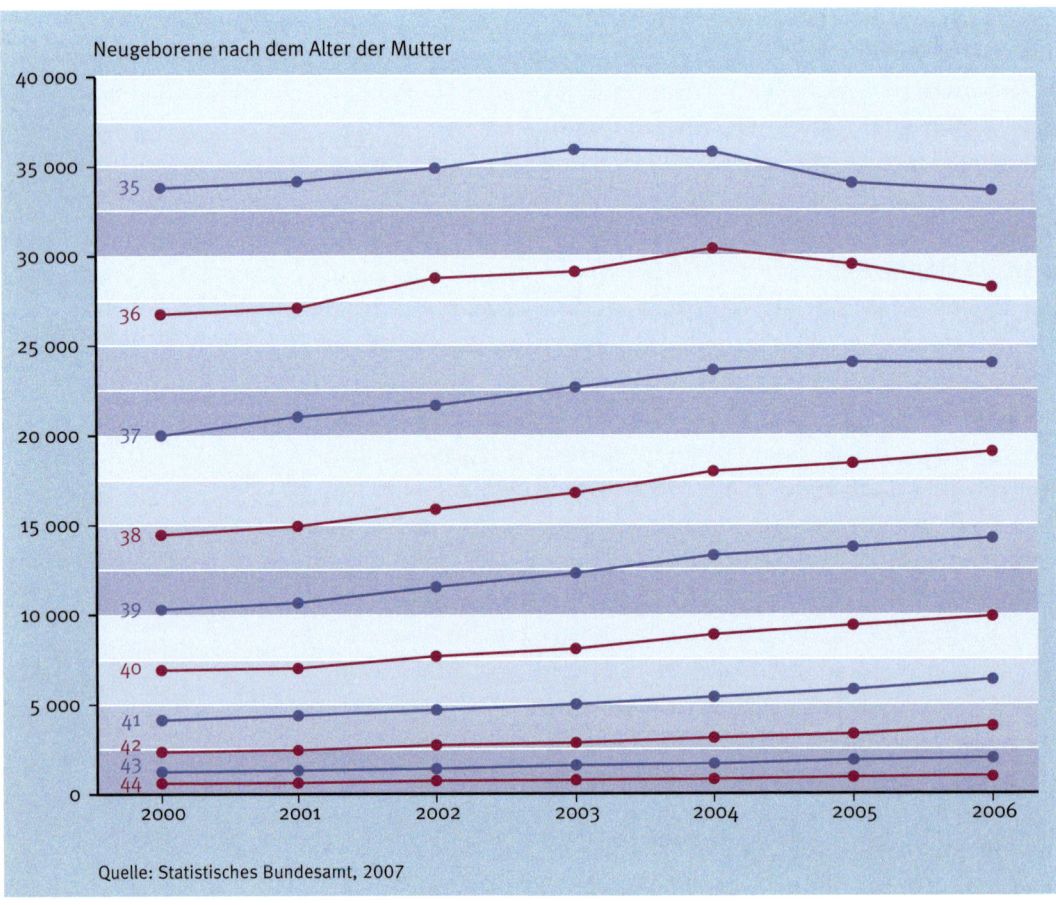

Neugeborene nach dem Alter der Mutter

Quelle: Statistisches Bundesamt, 2007

2006, dass sogar 15 Prozent aller Gebärenden über 35 Jahre sind. Warum auch nicht, da Frauen hierzulande mittlerweile eine statistische Lebenserwartung von über 81 Jahren haben. Trotz dieser Zahlen wird in den Medien und in der Werbung noch immer ein anderes Bild geprägt: Schwangere sind grundsätzlich jung, faltenfrei und immer glücklich. Mit der Realität haben diese drei Hochglanz-Eigenschaften allerdings wenig zu tun.

TIPP: PLANEN SIE FRÜHZEITIG

Bei vielen Paaren über 35 sind die zukünftigen Großeltern in einem Alter, in dem ihnen Babysitting möglicherweise schwerfällt. Kümmern Sie sich deshalb rechtzeitig um Alternativen: vielleicht die alleinstehende Nachbarin oder die große Tochter einer Freundin als bezahlte Babysitterin. In manchen Städten werden auch so genannte Leih-Omas kostenlos vermittelt.

»In diesem Alter noch schwanger?«

Trotz steigender Tendenz werden Ihnen vermutlich immer wieder Menschen begegnen, die Ihrer späten, aber für Sie gerade passenden Schwangerschaft mit Skepsis begegnen. Einige Argumente, falls Sie diesen Skeptikern die Stirn bieten möchten:

> - Politisch korrekt: Besser spät als nie, unsere Gesellschaft braucht doch Kinder.
> - Jenseits der Partylust: Ältere Eltern haben sich ausgetobt und können besser verzichten.
> - Abgesichert: Ab 35 sind die finanziellen Verhältnisse im Normalfall geklärt.
> - Ausgeglichen: Mit jedem Jahr gewinnen (künftige) Eltern an Erfahrung mit sich selbst.
> - Wunschkind: Wer spät ein Kind bekommt, hat es meist wirklich gewollt. Das gilt laut Bundeszentrale für gesundheitliche Aufklärung zur Hälfte sogar für Frauen über 40.
> - Künstliche Befruchtung & Co: Seien Sie stolz, überhaupt schwanger zu sein!
> - Schicksal: Es sollte einfach so sein!

Wechseljahre oder etwa schwanger?

Die ausbleibende Regelblutung und das Gefühl anhaltender Müdigkeit und Mattheit wird gerade von Frauen um die 40 falsch gedeutet. »Frühe Wechseljahre« scheint die passende Selbstdiagnose, denn das Thema Mutterschaft war eigentlich schon abgehakt.

Deshalb beginnt für sie die Geschichte ihrer Schwangerschaft oft mit der Überlegung, ob die »Beschwerden« schon die Wechseljahre ankündigen oder ob sie ernsthaft krank sind. Um die 50 Prozent der Schwangerschaften sind bei Frauen über 40 nicht geplant. Nach dem Motto »In meinem Alter wird man sowieso nicht mehr schwanger« wurde die Verhütung vernachlässigt. Vermutlich prägen widerstrebende Gefühle in dieser Situation Ihre Stimmung: Einerseits freuen Sie sich auf das späte Abenteuer, aber andererseits wollten Sie es ja gar nicht: Stillen statt Kino, Windeln statt Bücher – so haben weder Sie noch Ihr Partner die nächsten Jahre geplant. Vielleicht sind Sie auch erst 35, aber ebenso hin- und hergerissen. Gehen Sie ruhig von Anfang an konstruktiv mit Ihren Befürchtungen um, denn Ihr künftiges Leben wird sich einschneidend verändern. Der folgende Test bringt Sie der Realität vermutlich näher.

Test: Bilanz über das zukünftige Leben mit Kind

Am besten machen Sie diesen kleinen Schreibtest zusammen mit Ihrem Partner. Damit das Ergebnis auch wirklich aussagekräftig und hilfreich ist, sollten Sie beide offen und ehrlich sein.

> Schreiben Sie (zunächst jeder für sich) auf ein Blatt Papier: Was müssen Sie wahrscheinlich ungewollt aufgeben? Wovor fürchten Sie sich? Worauf können Sie sich freuen?
> Machen Sie (wiederum jeder für sich) einen Kreis um die beiden Dinge, bei denen es Ihnen am schwersten fällt, die zukünftigen Veränderungen zu akzeptieren.
> Besprechen Sie diese beiden Punkte nun zusammen und suchen Sie gemeinsam nach Lösungen. Fragen Sie konkret nach Unterstützung durch die Familie und Freunde.

Die magische 35

Nehmen wir einmal an, Ihre 34-jährige Freundin erwartet auch gerade ein Kind. Sie sind beide gleichermaßen fit, und trotzdem werden Sie anders behandelt. Da Sie 35 sind, darf Ihre Frauenärztin (in diesem Buch wird durchgehend die weibliche Form bevorzugt, weil es prozentual mehr Frauenärztinnen gibt, für die Experten dagegen die männliche Form, obwohl es auch Expertinnen gibt) so oft mit Ultraschall untersuchen, wie sie es für nötig hält. Die Krankenkasse übernimmt die Kosten. Zudem werden Ihnen Tests empfohlen, die bei dem Kind nach eventuell geschädigten Chromosomen suchen.

Allein aufgrund der Tatsache, dass Sie 35 sind, also nur ein Jahr älter als Ihre Freundin, steht Ihre Schwangerschaft damit medizinisch gesehen unter einem anderen Stern. Diese Altersgrenze – mit der das Altersrisiko definiert wird – ist künstlich, aber irgendeine Grenze muss aus Sicht der Mediziner gezogen werden. Sie bietet ihnen eine grobe Orientierung, ab wann sie schwangeren Frauen zu einer invasiven, das heißt für Mutter und Kind mit einem Risiko verbundenen Untersuchung raten dürfen. Denn laut Forschungsergebnissen treten mit steigendem Alter mehr Schädigungen der kindlichen Chromosomen auf. Beispielsweise bekommt statistisch gesehen im Alter von 30 Jahren von 1000 Frauen eine Frau ein Kind mit Trisomie 21 (bekannt auch als Down-Syndrom), im Alter von 35 sind es drei, und im Alter von 40 sind es neun Frauen. Vor diesem Hintergrund ist beispielsweise eine Chorionzottenbiopsie (Seite 49) oder Fruchtwasseruntersuchung (Seite 55) mit dem Risiko einer Fehlgeburt ab 35 eher gerechtfertigt als bei jüngeren Schwangeren. Ab dem 40. Lebensjahr ist es wahrscheinlicher, ein Kind mit Trisomie 21 zu bekommen, als eine Fehlgeburt durch die Fruchtwasseruntersuchung zu erleiden. Doch seien Sie beruhigt: Beides ist im Vergleich sehr selten. Darüber hinaus sagt die magische 35 nur, dass Gynäkologinnen gründlich und wachsam untersuchen sollten – was hoffentlich selbstverständlich ist, auch bei Schwangeren unter 35!

WICHTIG
Mit dem dramatisch klingenden Begriff »Risiko« meint die Medizin lediglich das statistisch mögliche Risiko. Und das ist sehr gering.

Wie es dazu kam

Zu Beginn der 60er Jahre war die Lage der schwangeren Frauen und ihrer Babys in Deutschland alarmierend. Es gab im Vergleich mit anderen Ländern zu viele ernste Komplikationen. Als Notmaßnahme wurden deshalb Mutterschaftsrichtlinien eingeführt, die das Prinzip der Vorsorge durchsetzen sollten. Ab diesem Zeitpunkt wurde allen Schwangeren geraten, sich regelmäßig – auf

Kosten der Krankenkasse – untersuchen zu lassen, auch wenn keine Beschwerden auftraten. Dieses vorbeugende Denken hat gleichzeitig die Idee der Risikoschwangerschaft im Schlepptau mit sich gebracht. Frauen, die davon betroffen waren, sollten möglichst schnell bestimmt und erfolgreich behandelt werden können. Dazu wurde der Mutterpass mit damals 17 möglichen Risikofaktoren eingeführt.

Diese Maßnahmen der 60er Jahre, unterstützt vom rasanten medizinischen Fortschritt in der Geburtshilfe, waren sehr erfolgreich und sind es noch immer: Schwangerschaft und Geburt sind heute in Deutschland so sicher wie nie zuvor und wie sonst nur in wenigen Ländern auf der ganzen Welt. Leider hat dieses Sicherheitsdenken auch seine Schattenseite. Heute fühlen sich viele Frauen, besonders wenn sie 35 oder älter sind, durch die (verstärkte) medizinische Überwachung nicht unbedingt beruhigt, sondern oft auch verunsichert.

Schwangerenüberwachung heute

Schwangere Frauen sind in Deutschland so sehr überwacht, dass inzwischen weit über die Hälfte der Schwangerschaften als so genannte Risikoschwangerschaften gelten, das ist bei heute 52 Risikofaktoren im Mutterpass aber auch nicht verwunderlich. Damit liegt Deutschland mit Risikoschwangerschaften im internationalen Vergleich auf Platz 1! Das bedeutet, dass sich heute unabhängig vom Lebensalter die meisten Schwangeren damit auseinandersetzen müssen, wie sie mit möglichen Risiken umgehen wollen und können. Etwa die vielen übergewichtigen Frauen, bei denen sich das Risiko für verschiedene Komplikationen (Bluthochdruck etwa) erhöht. Sie gehören also mit Ihrer so genannten Risikoschwangerschaft zur Mehrheit aller deutschen Schwangeren, unabhängig davon, wie alt Sie sind.

Interessant ist: In Skandinavien und in den Niederlanden liegt die Quote der besonders zu überwachenden Schwangerschaften bei nur 20 Prozent. In diesen Ländern werden alle Schwangeren grundsätzlich von Hebammen betreut. Nur wenn es zu Komplikationen kommt, wird die Frauenärztin eingeschaltet.

»Ab 35« als Risiko längst überholt

Die magische Grenze 35 sagt also wenig darüber aus, wie es der schwangeren Frau gesundheitlich ergehen wird. Bedauerlicherweise hält sich jedoch die Meinung (auch unter Frauenärztinnen) hartnäckig, dass für alle Frauen ab 35 das so genannte Altersrisiko beginnt. Doch für führende Pränatalmediziner ist diese Verallgemeinerung längst überholt. In ihren Augen müsste eigentlich für jede Frau, die ein Kind erwartet, ein individuelles Risikoprofil erstellt werden. Die Anzahl der Lebensjahre ist dabei nur ein kleiner Baustein. Viel entscheidender ist, wie gesund die Frau ist und wie vernünftig sie sich verhält. So muss beispielsweise eine jüngere Schwangere, die raucht und Übergewicht hat, mit einem viel höheren Risiko an schwangerschaftsbedingten Komplikationen rechnen (dazu zählt Bluthochdruck, Seite 87, ebenso wie die Frühgeburt) als eine Schwangere, die gesund ist, sich bewusst ernährt und ausreichend bewegt, aber 35 oder älter ist. Die willkürliche Grenze der magischen 35 ist also kein Maßstab dafür, ob Sie sorgenvoll oder guter Hoffnung in Ihre Schwangerschaft gehen können. Medizinisch gibt es keine grundsätzlichen Bedenken gegen eine gute Hoffnung. Und dennoch: Spätestens dann, wenn die Frauenärztin im Mutterpass die Kategorie »über 35« ankreuzt, wird auch Sorge wach. Obwohl Sie sich eigentlich über Ihren Zustand freuen möchten und vielleicht gar keine konkrete Vorstellung davon haben, wie Sie »Altersrisiko« und »risikoschwanger« einschätzen müssen. Damit stehen Sie nicht allein da: Den meisten Frauen ab 35 ist das bis zum Ende ihrer Schwangerschaft nicht klar, denn sie fühlen sich gut und gesund. Trotzdem werden sie durch die gesamte Schwangerschaft hindurch immer wieder an ihr vermeintliches Risiko erinnert.

Es beginnt mit dem Kreuz im Mutterpass und den Aufklärungen über zunehmend defekte Chromosomen. Hinzu kommen die viel häufigeren großen und kleinen Ultraschallkontrollen als bei

DIE MEDIZIN UNTERSCHEIDET 52 RISIKOFAKTOREN

› Die Faktoren 1 bis 26 betreffen die Vorgeschichte: unter 18 oder über 35, Mehrgebärende über 40, Operationen an der Gebärmutter usw.

› Die Faktoren 27 bis 52 betreffen Komplikationen, die im Verlauf der Schwangerschaft auftreten können: Der Mutterkuchen liegt zum Beispiel zu nah am Gebärmutterhals und versperrt den Geburtskanal.

jüngeren Frauen. So wird die Zeit der guten Hoffnung unnötig zu einer Zitterpartie. Schuld daran ist nicht zuletzt die unpräzise Sprache in der Medizin, die nicht zwischen tatsächlich vorhandenen und theoretisch möglichen Risiken unterscheidet. Unter risikoschwanger verstehen Mediziner nämlich

> tatsächlich vorhandene Erkrankungen, aber auch
> Risikofaktoren, die theoretisch zu Krankheiten führen können.

Frauen, die schon vor der Schwangerschaft einen Diabetes mellitus hatten, werden genauso als Risikoschwangere eingestuft wie Sie ab 35, obwohl Sie völlig gesund starten. Das Kreuzchen im Mutterpass bedeutet in Ihrem Fall, dass Ihre Frauenärztin bestimmte Erkrankungen im Blick haben soll, wenn Sie 35 Jahre oder älter sind. Mehr nicht! Experten wollen deshalb künftig genauer unterscheiden:

> Patientinnen, die tatsächlich eine Erkrankung haben (»high risk«), sollen intensiver überwacht werden.
> Schwangere dagegen, die nur ein theoretisches Risiko haben (»low risk«), brauchen weniger Überwachung. Das erspart ihnen eine unnötige Beunruhigung.

35plus und gesund?

Dann gehören Sie in die Gruppe mit dem theoretischen Risiko und werden zukünftig hoffentlich weniger mit den Schattenseiten der modernen Geburtshilfe konfrontiert. Wenn Sie das lesen, können Sie deshalb auf Entwarnung schalten – vorausgesetzt, Sie verhalten sich weiterhin gesund und bewusst. Ab Seite 92 erfahren Sie dazu mehr. Bis diese Erkenntnisse bei allen Ärzten angekommen und im Mutterpass entsprechend eingetragen sind, sollten Sie Ihr eigenes Bild von einer Schwangerschaft ab 35 zurechtrücken: Geben Sie mit »inneren Bildern« (Seite 117) der guten Hoffnung und dem Optimismus in sich viel Raum!

Das sagt die Statistik

Bei den meisten Schwangeren ab 35 verläuft die Schwangerschaft normal und problemlos. »Frauen in diesem Alter sind doch heute so fit und gesund!«, sagen alle für dieses Buch interviewten Frauen-

STATISTIKEN MIT WENIG AUSSAGEKRAFT

Es gibt eine Vielzahl wissenschaftlicher Untersuchungen zu der Frage, ob Schwangerschaft und Geburt bei Frauen ab 35 anders verlaufen als bei jüngeren Frauen. Leider weisen die Ergebnisse viel zu oft einen entscheidenden Denkfehler auf: Es werden alle Frauen über 35 (oder über 40) in einer Gruppe zusammengefasst, egal wie gesund oder krank sie in ihre Schwangerschaft gestartet sind. Auch die für das Ergebnis so entscheidenden Lebensgewohnheiten (Rauchen, Ernährung, Bewegung) und sozialen Stressfaktoren werden nicht berücksichtigt. Die statistischen Aussagen sind deshalb nicht so solide, dass sich gesunde Schwangere ab 35 (und deren Ärztinnen) daran orientieren sollten.

ärztinnen und Hebammen. Dennoch gibt es auch Komplikationen, die mit zunehmenden Jahren – so weit man der Statistik glauben darf – häufiger auftreten, wie etwa der schwangerschaftsbedingte Bluthochdruck (Seite 87) oder Diabetes mellitus, der erhöhte Blutzucker (Seite 88). Doch machen Sie sich klar, dass davon nur ein kleiner Teil aller Schwangeren betroffen ist: 20 Prozent aller Frauen, die ein Kind erwarten, haben ein Problem mit ihrem Blutdruck, und bei weniger als 10 bis 15 Prozent ist der Zuckerstoffwechsel gestört. Außerdem sind diese beiden Erkrankungen meist nur leicht ausgeprägt und können in einem frühen Stadium entsprechend gut behandelt werden. In seltenen Fällen kann es – ebenso wie bei jüngeren Schwangeren auch – zu ernsten Komplikationen kommen. Auch hier kann die moderne Geburtshilfe wirkungsvoll eingreifen, sodass Mutter und Kind in der Regel keinen Schaden erleiden.
Und was heißt das nun für Sie?

> Es ist viel wahrscheinlicher, dass Sie gesund bleiben. Lassen Sie sich deshalb von der Statistik nicht unnötig verunsichern, und bleiben Sie guter Hoffnung.
> Überlegen Sie selbst, wie hoch Ihr persönliches Risiko ist. Dazu gehören zusätzliche Risikofaktoren wie beispielsweise Übergewicht, Rauchen und Alkohol, aber auch Stress und das konkrete Lebensalter, also ob Sie 35, 40 oder 45 Jahre sind. Frauen ab 35 sind keine einheitliche Gruppe.

> › Entscheiden Sie, ob es einen konkreten Anlass zur Sorge gibt.
> › Informieren Sie sich auf den Seiten 88 und 89, was Sie vorbeugend gegen mögliche Komplikationen wie etwa Bluthochdruck und Diabetes tun können.

Aller Anfang ist schön ... und schwer

Jede Schwangerschaft beginnt mit einer Vorgeschichte: Manche Frau ab 35 hat wegen nachlassender Fruchtbarkeit länger gebraucht, um schwanger zu werden oder hatte bereits eine Fehlgeburt. So etwas hinterlässt Spuren. Die Erleichterung »Endlich schwanger!« wird in solchen Fällen vielfach überlagert von der Sorge, ob die Schwangerschaft hält und Sie ein gesundes Kind zur Welt bringen. Diese Bedenken sind durchaus verständlich, denn je älter Sie sind, desto geringer ist tatsächlich die Chance auf einen zweiten oder dritten Versuch. Dieser Druck ist schwer auszuhalten. Deshalb brauchen Sie jetzt eine gute Portion Optimismus und Vertrauen. Mit der Technik des Visualisierens, eine Art Selbsthypnose (Seite 117), können Sie sich dabei unterstützen. Und machen Sie sich immer wieder klar, dass Ihr weiblicher Körper wunderbar funktioniert.

Stärken Sie Ihre Zuversicht

Dazu brauchen Sie vor allem Vertrauen in sich selbst, aber auch in Ihr Kind. Das mag sich komisch anhören »Wie soll ich einem noch ungeborenen Kind vertrauen?«. Doch das geht. Nehmen Sie früh Kontakt mit Ihrem Baby auf. Indem Sie reden oder den Bauch streicheln oder einfach in Ihrer Fantasie. Diese erst noch zarte Verbindung wird sich so festigen, dass Sie bei der Geburt wirklich *Ihr* Baby im Arm halten werden. Viele Frauen berichten, dass sie sich durch den Kontakt zu ihrem Kind besonders in den Phasen der Ängste gestärkt fühlten: »Ich wusste einfach, dass es ihm gut ging.«

GU-ERFOLGSTIPP

Sie sind älter als 35 und schwanger. Natürlich könnten Sie mögliche Nachteile, Schwächen und Risiken in den Mittelpunkt stellen. Frauen neigen sogar dazu, um dann nach Lösungen zu suchen. In Ihrer Situation als schwangere Frau im besten Alter ist es aber wesentlich sinnvoller, die positive Seite zu verstärken. Zum Beispiel so: Sie sind jetzt müde, aber nicht aus Schwäche, sondern weil Sie die Müdigkeit zulassen können, um alle Kraft in das Wachstum des Kindes zu investieren. Den gleichen Sachverhalt positiv zu deuten, ihm einen neuen Wert zu geben nennen Psychologen *reframing*. Eine Technik, die Ihnen gute Dienste erweisen kann.

Wenn Partner Väter werden

Von einem Tag auf den anderen wurde aus Ihnen eine werdende Mutter (oder die Mutter eines zweiten, dritten … Kindes). Eine Veränderung, die erst einmal verarbeitet werden muss. Höchstwahrscheinlich gehört auch Ihr Partner zur Gruppe 35plus und muss sich, genau wie Sie, von dem bisherigen Leben als unabhängiges Paar verabschieden. Auch für ihn beginnt ein neuer, unbekannter Lebensabschnitt, er wird Vater.

Während sich bei Ihnen bereits Anzeichen der Schwangerschaft einstellen (die Brüste sind sehr empfindlich, vielleicht brechen Sie schon bei nichtigen Anlässen in Tränen aus), kann Ihr Partner noch nichts davon sehen und spüren. Trotzdem muss er mit einer veränderten Frau zurechtkommen, die jetzt vielleicht zum ersten Mal intensiv auf seine Rücksicht und Unterstützung angewiesen ist. Für Sie beide ist alles, was Sie gerade erleben, Neuland.

Wir sind ein Team!

Machen Sie sich beide immer wieder klar, dass Sie das zukünftige Leben mit Kind gemeinsam leben wollen. Viel zu schnell entwickelt sich nach der Geburt das elterliche Tauziehen oder Machtspiel, wer welche Aufgaben zu übernehmen hat und wer am meisten leistet. Beginnen Sie deshalb schon im frühen Stadium der Schwangerschaft, sich als Team im Fairplay zu üben! Denn ist das Kind erst mal da, ist es viel schwieriger, sich um solche grundlegenden Veränderungen in der Partnerschaft zu kümmern. Treffen Sie sich zu einer Art Konferenz in Sachen Schwangerschaft. Planen und organisieren Sie gemeinsam und in Übereinstimmung zum Beispiel folgende Bereiche:

> Haushalt,
> Geschwisterkinder (wenn vorhanden),
> Ruhepausen für jeden von Ihnen,
> gemeinsame Aktivitäten (auch Massage kann dazugehören!),
> Besuch bei der Frauenärztin.

Nutzen Sie dabei auch die professionellen Fähigkeiten, die Sie sich im Laufe Ihres bisherigen Lebens erworben haben. Jetzt ist nämlich auch effektives, strategisches Denken gefragt!

AUCH DIE JUNGEN VÄTER SIND ÄLTER

Heute ist ein Mann durchschnittlich 34 Jahre alt, wenn das erste Kind zur Welt kommt.

Reden will gelernt sein

Ohne Kind lassen sich die Aufgaben im Haushalt 50:50 aufteilen. Beide Partner sind spätestens ab dem 30. Lebensjahr berufstätig und kümmern sich gemeinsam um anstehende Aufgaben (theoretisch zumindest). Sie sind möglicherweise seit Jahren ein eingespieltes Team, aber mit dem Beginn der Schwangerschaft verändert sich Ihre Beziehung. Die Aufteilung muss ab jetzt unterschiedliche Kräfte und Bedürfnisse berücksichtigen. Schon im ersten Drittel stellt sich deshalb in Ihrer Beziehung eine Art Schieflage ein: Die Frau hat plötzlich neue Bedürfnisse. Sie braucht zum Beispiel mehr Rückendeckung und Geborgenheit, auch wenn ihr bislang ihre Unabhängigkeit ungeheuer wichtig war.

Ihre Beziehung wird auch mit Kind gelingen, wenn Sie lernen, diese veränderten, manchmal für Sie ebenso wie für Ihren Partner nicht nachvollziehbaren Bedürfnisse zu besprechen. Zwei goldene Regeln für Ihre Kommunikation sollten Sie beachten:

1. Niemand muss ahnen, was der andere will.
2. Wer etwas braucht, soll und darf es dem Partner in Ruhe mitteilen – egal wie ungewöhnlich es scheinen mag.

Und was ist mit Sexualität?

Aus medizinischer Sicht spricht nichts dagegen, dass Sie miteinander schlafen. Frauen, die spät und nur mit Mühe schwanger wurden, fühlen sich aus Angst um das Kind in ihrer Sexualität oft eingeschränkt. Doch wenn es außer dem 35plus-Kreuzchen keine Risiken oder Probleme gibt, brauchen Sie sich um die Schwangerschaft nicht zu sorgen. Denn weder die rhythmischen Anspannungen der Gebärmutter beim Höhepunkt noch dass der Penis an den Muttermund stößt wirkt sich negativ auf das Kind aus. Diese Sorgen oder auch die Hemmung »Da ist ja noch jemand Drittes« stehen manchem Paar mehr im Weg als die oft beschworene, nicht unbedingt zutreffende Unlust einer schwangeren Frau. Natürlich sind Müdigkeit, Brustspannen, Übelkeit und so weiter nicht gerade lustfördernd. Dennoch gibt es viele Frauen, die in dieser neuen, aufregenden Situation gerne mit ihrem Partner Sexualität erleben – vielleicht etwas zarter und inniger als vorher.

TIPP

Ihr Partner ist zwar nicht schwanger, aber auch er beginnt, sich auf das Abenteuer mit Kind einzulassen. Das ist nicht so einfach! Zudem fehlen Männern über 35 geeignete Vorbilder, an denen sie sich orientieren können. Ihre Väter hatten noch ein anderes Verständnis von der Vaterrolle. Vermitteln Sie Ihrem Partner deshalb das Gefühl, dass seine Sicht ebenso zählt wie Ihre und dass auch seine Leistung geschätzt wird!

OFT GEFRAGT

Was ändert sich ab 35?

Auch Frauen, die ihr erstes Kind mit 35plus bekommen, stehen einer weiteren Schwangerschaft offen gegenüber, wie Fragen zeigen.

Ist die Belastung einer Schwangerschaft über 35 dieselbe, egal ob es das 1., 2. oder 3. Kind ist?

Frauen, die über 35 ein zweites oder drittes Kind bekommen, berichten oft, dass die Mehrbelastung nicht die späte Schwangerschaft ist, sondern dass sie – anders als beim ersten Kind – als Risikoschwangere behandelt werden. Ihnen fehlt eine positive Unterstützung, die Selbstvertrauen schafft. Offiziell gelten Frauen, die das 2. oder 3. Kind zwischen 35 und 39 Jahren bekommen, nicht als Risikoschwangere. Erst ab 40 oder ab 35 mit dem 4. Kind verändert sich medizinisch das Programm.

Mein Mann und ich sind über 40. Wird unser Kind ein Einzelkind bleiben?

Wenn Sie gesund sind, spricht medizinisch nichts gegen ein weiteres Kind, aber natürlich nimmt Ihre Fruchtbarkeit ab 40 deutlich ab. Bedenken Sie auch, dass es für die Fruchtbarkeit Ihres Partners eine große Rolle spielt, wie gesund er lebt. Stress, Alkohol, Rauchen und ungesunde Ernährung verschlechtern die Qualität des Samens. Tatsache ist jedoch, dass die Zahl der Frauen, die zwischen 40 und 44 ein Kind bekommen haben, laut Statistischem Bundesamt in Wiesbaden ab dem Jahr 2000 stetig angestiegen ist.

Muss ich mit 38 mehr Angst um meine Schwangerschaft haben als jüngere Frauen?

Ja, ein bisschen mehr, wenn es Ihr erstes Kind ist. Aber im Prinzip nur in den ersten Monaten. Denn je weiter die Schwangerschaft fortschreitet, desto geringer wird das Risiko einer Fehlgeburt. Das lässt sich so erklären: Mit steigenden Lebensjahren erhöht sich die Anzahl der Chromosomenstörungen, auch solcher, die nicht mit dem Leben vereinbar sind. In diesen Fällen kann es in den ersten Monaten der Schwangerschaft zu einer Fehlgeburt kommen. Positiv gedacht könnten solche Fehlgeburten als eine Art natürlicher Abbruch gesehen werden, der Ihnen eine belastende Entscheidung abnimmt. Trotzdem bleibt eine Fehlgeburt immer auch ein enttäuschendes Ereignis, um das getrauert werden darf!

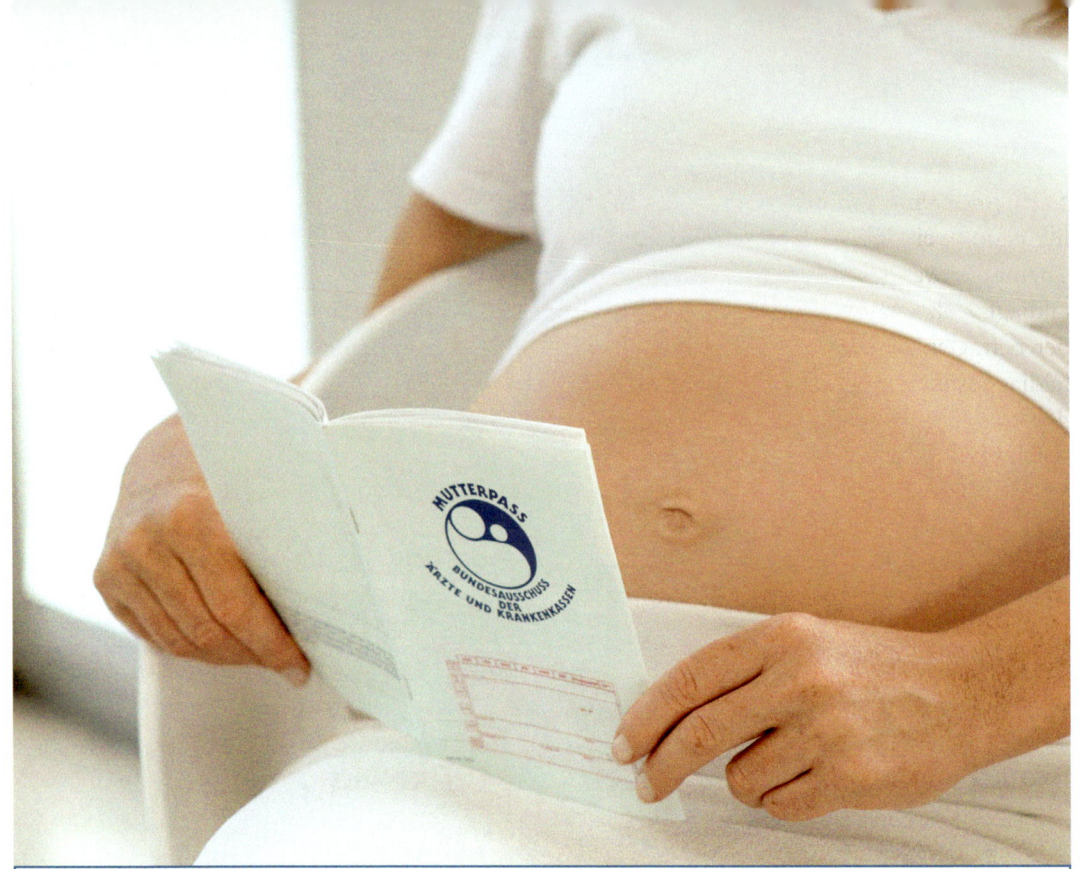

Schwangerenvorsorge und Pränataldiagnostik

Weil Sie 35 oder darüber sind, werden Ihnen als so genannter Risikoschwangerer viele Untersuchungen angeboten, die Sie annehmen können, aber nicht müssen. Das gilt für die Schwangerenvorsorge ebenso wie für Pränataldiagnostik, die Frauen ab 35 oft mit Nachdruck geraten wird. Dabei können die wenigsten Eltern unterscheiden, wann eine Untersuchung der Vorsorge dient und wo Pränataldiagnostik beginnt. Und dann müssen sie sich noch in einem Dschungel von Angeboten zurechtfinden.

Nach einer Untersuchung der Bundeszentrale für gesundheitliche Aufklärung in Köln zum Thema Schwangerschaftserleben und Pränataldiagnostik von 2006 wissen über 50 Prozent der befragten Frauen nicht, was unter Pränataldiagnostik genau zu verstehen ist. Im Grunde ist das fatal, wie Studien der psychosomatischen Frauenheilkunde von Professor Dr. Anke Rhode von der Universitätsklinik Bonn gezeigt haben. Falsche Entscheidungen durch Missverständnisse oder Unwissenheit können langfristig erhebliche psychische Probleme nach sich ziehen. Deshalb werden Sie in diesem Kapitel schon einmal den wesentlichen Unterschied zwischen Schwangerenvorsorge und Pränataldiagnostik kennenlernen. Im Praxisteil finden Sie dann ab Seite 42 ausführliche Informationen zu den einzelnen Tests. Scheuen Sie sich nicht davor, professionelle Beratung von außen zu suchen und in Anspruch zu nehmen, wenn Sie meinen, zusätzlich Hilfe zu benötigen (Adressen Seite 126).

FRAUENÄRZTIN UND PRÄNATALMEDIZINER – WER MACHT WAS?

Ihre Frauenärztin ist in erster Linie für die Vorsorgeuntersuchungen zuständig. Sie begleitet die Schwangerschaft und stellt fest, ob mit Ihnen und dem Kind alles in Ordnung ist. Nur durch eine zusätzliche Fortbildung ist es Gynäkologinnen erlaubt, in geringem Umfang auch pränatale Diagnostik durchzuführen, beispielsweise die Messung der Nackenfalte. Gibt es bei einer Untersuchung Auffälligkeiten, überweist die Frauenärztin weiter zu einem Spezialisten, dem Pränatalmediziner. Dann erst wird die Diagnose gestellt.

Schwangerenvorsorge – selbstverständlich

Jede Schwangere hat nach den Mutterschaftsrichtlinien das Recht, kostenlos von einem Arzt oder einer Hebamme regelmäßig beraten, untersucht und behandelt zu werden. Das ist für uns heute eine Selbstverständlichkeit, war aber in den 60er Jahren eine Revolution (Seite 13). 100 DM bekam eine Frau, wenn sie am Ende der Schwangerschaft einen vollständigen Mutterpass vorlegen konnte. Damit sollte eine Motivation geschaffen werden, alle Vorsorgeangebote wahrzunehmen. Heute gehen fast alle Schwangeren freiwillig zur Vorsorge und sind oft bereit, zusätzlich viel Geld zu bezahlen. Zum Beispiel für das Erst-Trimester-Screening (Seite 45) oder das so genannte Baby-Fernsehen, den dreidimensionalen (3D) Ultraschall als Standbild oder sogar 4D in Echtzeit, wobei man die Bewegungen des Babys verfolgen kann.

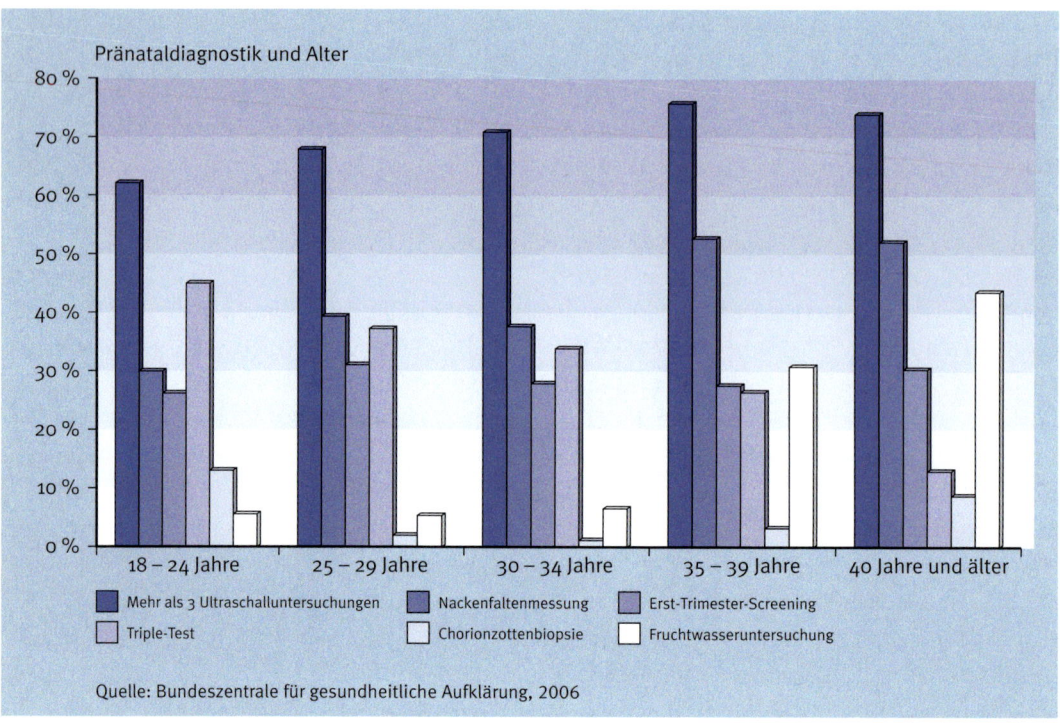

Pränataldiagnostik und Alter

Quelle: Bundeszentrale für gesundheitliche Aufklärung, 2006

| ■ Mehr als 3 Ultraschalluntersuchungen | ■ Nackenfaltenmessung | ■ Erst-Trimester-Screening |
| □ Triple-Test | □ Chorionzottenbiopsie | □ Fruchtwasseruntersuchung |

Invasive Diagnostikverfahren werden von Schwangeren ab 35 erheblich mehr in Anspruch genommen, am häufigsten die Fruchtwasseruntersuchung.

Zur Schwangerenvorsorge gehören regelmäßige Kontrollen, »die Gefahren für Leben und Gesundheit von Mutter und Kind abwenden helfen sowie Gesundheitsstörungen rechtzeitig zu erkennen und zu behandeln …«, wie es in den Mutterschaftsrichtlinien heißt. Das macht Sinn, denn je früher eine Krankheit entdeckt wird, desto besser stehen die Chancen auf eine Behandlung mit gutem Erfolg. Bei Frauen ab 35 – beim zweiten Kind ab 40 – verändern sich unmittelbar Art und Umfang der Schwangerenvorsorge (aber auch der möglichen Pränataldiagnostik): Die Krankenkasse übernimmt die Kosten für alle Vorsorgeuntersuchungen, die Ihre Frauenärztin für nötig hält. Dazu zählen auch die über das Übliche hinausgehenden drei Ultraschalluntersuchungen in der 10., 20. und 30. Woche. Zusätzlich übernimmt sie die Kosten für eine Fruchtwasseruntersuchung (Seite 55) beziehungsweise für einen Feinultraschall (Seite 39) zur Pränataldiagnostik, wenn Sie es wünschen.

Pränataldiagnostik auch bei 35plus nur auf Wunsch

Besonders wenn Sie Ihr erstes Kind erwarten, wird Ihnen der Begriff Pränataldiagnostik nicht gerade geläufig sein. Vielleicht vermuten Sie, dass es sich um Untersuchungen des ungeborenen Kindes handelt, denn schließlich heißt prä-natal übersetzt »vor der Geburt«. Stimmt, aber in der Praxis wird der Begriff meist anders und für Laien missverständlich gebraucht:

Eigentlich gehört pränatale Diagnostik laut der Deutschen Gesellschaft für Gynäkologie und Geburtshilfe in Berlin zur Vorsorge in der Schwangerschaft. Aber anders als bei der üblichen Vorsorge, bei der es um die Überprüfung des Gesundheitszustands der Schwangeren und des Kindes geht, sind pränatale Untersuchungen eine Art Baby-Check auf kindliche Fehlbildungen, schwere Erkrankungen und genetische Defekte wie etwa Chromosomenstörungen. Am bekanntesten ist Trisomie 21.

Trotz der unterschiedlichen Blickwinkel – Gesundheit beziehungsweise Defekte des ungeborenen Kindes – werden pränatale Tests oft gemeinsam mit Vorsorgeuntersuchungen angeboten, was viele Frauen als verwirrend empfinden. Machen Sie sich deshalb mithilfe Ihrer Frauenärztin oder Ihrer Hebamme klar, welche Untersuchungen bei Ihnen der gesundheitlichen Vorsorge dienen und wann der Baby-Check beginnt. Sie müssen kein Testpaket »all inclusive« kaufen! Es steht Ihnen frei, sich für oder gegen einen bestimmten Test zu entscheiden. Auch nach einem ersten pränatalen Test, etwa dem Erst-Trimester-Screening (Seite 45), haben Sie das Recht, eine invasive Untersuchung, etwa die Fruchtwasseruntersuchung (Seite 55), abzulehnen.

Denken Sie daran: Pränataldiagnostik ist freiwillig und muss, solange kein Verdacht auf eine Störung oder Fehlbildung vorliegt, selbst bezahlt werden. Die einzigen Ausnahmen sind die Fruchtwasseruntersuchung (Seite 55) oder alternativ der Feinultraschall beim Spezialisten (Seite 39). Bei Frauen ab einem Alter von 35 werden die Kosten für eine dieser beiden Untersuchungen – und bei Auffälligkeiten auch die Kosten weiterer Untersuchungen – grundsätzlich von den Krankenkassen übernommen.

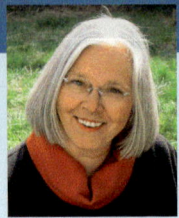

Vertrauen und nach innen lauschen

Monika Brühl ist Hebamme im Geburtshaus Bonn. Sie lernte
unter anderem bei Frédérick Leboyer und Frances Maffey.

**Wie viel Vorsorge ist bei über 35-Jähri-
gen sinnvoll?**

Frauen, die nach 35 ein Kind erwarten,
dürfen bei mir genauso »oft« zur Vorsorge gehen wie jüngere Schwangere.
Wenn es ein Zusatzrisiko gibt, muss individuell überlegt werden, welche Maßnahmen und Tests sinnvoll sind. Das
Alter wird dabei aber nur als ein Faktor
von vielen gewertet, wie etwa Ernäh-
rungsverhalten und Gewichtszunahme.

Wann beginnt Pränataldiagnostik?

Meiner Meinung nach beginnt Pränataldiagnostik bereits in dem Moment,
wenn die Frau bei ihrer Ärztin die Vermutung äußert: »Ich bin schwanger.«
Die Ärztin sagt: »Dann gucken wir mal«,
was heißt: Ultraschallkopf auf den
Bauch. Eine Art Initiation, die vermittelt:
Das ist die Methode des Überprüfens.
Und damit ist sie im System »Das Kind
anschauen heißt überprüfen«.

**Wie viel Pränataldiagnostik halten Sie
für empfehlenswert?**

Nach meiner Erfahrung müssen Frauen
über 35 keineswegs alle Möglichkeiten
der Pränataldiagnostik ausschöpfen.

Aber der Druck ist hoch. Deshalb müssen wir Hebammen diese Frauen zusätzlich unterstützen und sie darin bestätigen, dass sie nicht verantwortungs-
los handeln, wenn sie sich gegen Tests
auf Chromosomenstörungen entscheiden. Frauen verlernen, sich selbst zu
vertrauen und nach innen zu hören und
zu fühlen, wenn sie zu viele visuell ab-
rufbare Bilder sehen.

**Was bieten Sie als Hebamme den Frau-
en an, die von den medizinischen Un-
tersuchungsangeboten eher verunsichert als beruhigt sind?**

Meine Hilfestellung geht dahin, die
schwangere Frau wahrzunehmen in
ihren Lebensäußerungen, in ihren Ängsten und in ihrer Freude. Ich ermutige
sie, guter Hoffnung zu sein und gleichzeitig ihre Aufmerksamkeit nach innen
zu lenken. Ich versuche, sie in dem Gefühl zu bestärken, dass sie ihrer Wahr-
nehmung vertrauen darf, etwa »Ich
werde merken, wenn etwas nicht
stimmt«. Ich möchte für die Schwangere
ein Ruhepol zu sein, weil ich glaube,
dass sie genau das jetzt braucht.

Wann ist der richtige Zeitpunkt für einen pränataldiagnostischen Test?

Eltern, die sich für Pränataldiagnostik entschieden haben, möchten verständlicherweise so rasch wie möglich Bescheid wissen. Tests im ersten Drittel bringen zwar schneller Klarheit, zudem ist auch ein Abbruch in dieser Phase der Schwangerschaft unkomplizierter. Je früher jedoch pränatale Tests durchgeführt werden, desto häufiger finden sich chromosomale Störungen. Das hat einen ganz einfachen Grund: Viele genetische Erkrankungen sind nicht mit dem Leben vereinbar. Diese Schwangerschaften enden zu einem hohen Prozentsatz von selbst durch eine frühe Fehlgeburt. Man geht beispielsweise davon aus, dass es bei 20 Prozent aller Schwangerschaften mit Trisomie 21 bis zur 20. Woche zu einer Fehlgeburt kommt. Damit könnten Eltern, die sich bei entsprechender Indikation zu einem Schwangerschaftsabbruch entscheiden, eventuelle Schuldgefühle erspart bleiben. Der frühestmögliche Test ist also nicht gleichzeitig die beste Lösung.

Über die Vor- und Nachteile der verschiedenen pränatalen Untersuchungen können Sie sich ab Seite 43 informieren. Selbstverständlich gibt es auch entsprechende Beratungsstellen (Adressen Seite 126), die Sie und Ihr Partner kostenlos in Anspruch nehmen können.

Treffen Sie Ihre Entscheidung bewusst

»Dann wollen wir mal sehen, ob alles in Ordnung ist!« Werdende Eltern wünschen sich eine Bestätigung, dass ihr Kind gesund ist, und vergessen dabei oft, dass pränatale Diagnostik nur dann sinnvoll ist, wenn sie auch eine schlechte Nachricht wirklich hören und daraus eine Konsequenz ziehen wollen – für oder gegen ein behindertes Kind. Eltern erleben es sehr unterschiedlich, wenn sie vor der Geburt

GU-ERFOLGSTIPP

Bevor Sie sich für oder gegen Pränataldiagnostik entscheiden, ist es hilfreich und sinnvoll, gemeinsam mit Ihrem Partner die folgenden Fragen ehrlich zu beantworten. Denn nur so verschaffen Sie sich ein möglichst realistisches Bild.

> Was stelle ich mir vor, wenn ich an ein behindertes Kind denke (Alltag, Ängste, Reaktionen, Unterstützung)?
> Wie belastbar schätze ich mich und meine Beziehung ein?
> Welche Werte habe ich (christliche, ethische)?
> Wie wichtig sind mir äußere Faktoren wie Karriere, Wohlstand, soziale Anerkennung?
> Wie geht es mir bei dem Gedanken an einen Schwangerschaftsabbruch?

Überlegen Sie zuerst jeder für sich, anschließend gemeinsam.

über ihr behindertes Kind Bescheid wissen. Manche sagen hinterher, dass der Schock bei der Geburt dadurch kleiner war, denn »wir waren ja vorbereitet«, während anderen die unbelastete Schwangerschaft fehlte. Sie hätten von der Behinderung lieber erst erfahren, als das Kind auf der Welt war. Denn sie fühlten sich nach der Geburt durch das sichtbare, lebendige und auch süße Wesen getröstet, sodass sie die Nachricht besser verarbeiten konnten. Pränatale Diagnostik kann also auch dann sinnvoll sein, wenn Sie ein behindertes Kind annehmen würden, aber gern schon vor der Geburt informiert wären.

Entscheiden Sie selbst!

Das Grundprinzip einer guten Beratung besteht darin, Sie als Ratsuchende nicht zu manipulieren, nach dem Motto »Ich weiß, was das Beste für Sie ist«, sondern Sie in Ihrer eigenen Entscheidungsfindung zu unterstützen.

GU-ERFOLGSTIPP

Lassen Sie sich Zeit! Nach jeder Beratung – da sind sich alle großen Verbände wie Bundesärztekammer und Deutsche Gesellschaft für Geburtshilfe einig – sollten Ihnen mindestens ein bis drei Tage zum Überlegen zustehen. Denn jede gute Entscheidung muss erst in Ruhe reifen. Argumente dafür und dagegen, Gefühle von Hoch und Tief wechseln sich bei den Eltern ab, bis ihre Entscheidung feststeht. Doch Zeit steht in der Realität oft scheinbar nicht zur Verfügung. Viele Frauen fühlen sich von ihrer Ärztin zu einer schnellen Entscheidung gedrängt, selbst bei so wichtigen Fragen wie einem möglichen Schwangerschaftsabbruch. Es ist Ihr gutes Recht, Bedenkzeit zu fordern – und damit es für alle Beteiligten eindeutig und klar ist, am besten gleich zu Beginn eines Gesprächs. Seien Sie ruhig »unbequem«, stören Sie im Zweifel den durchorganisierten Praxisablauf. Denn *Sie* müssen mit den Entscheidungen leben, die Sie im Lauf Ihrer Schwangerschaft treffen, nicht Ihre Ärztin!

Beratungsstellen sollen deshalb frei von ideologischen und finanziellen Verflechtungen arbeiten. Auch aus diesem Grund sind Frauenärztinnen nur bedingt dafür geeignet, denn sie verdienen ja an jeder Untersuchung. Außerdem gibt es in der Geburtshilfe Klagen von Eltern, die Schadensersatz für eine nicht entdeckte Behinderung ihres Kind fordern (so genannte »wrongful-life-Klagen«). Durch diesen juristischen Druck hat sich bei Frauenärztinnen das Sicherheitsdenken enorm verstärkt. Dennoch: Für eine erste Orientierung ist die allgemeine Beratung bei Ihrer Frauenärztin sinnvoll und auch unumgänglich. Schließlich sind Sie dort in Behandlung. Wenn Sie bereits eine Hebamme haben, können Sie natürlich auch mit ihr ein klärendes Gespräch suchen.

Leider berichten viele Frauen, die ab 35 ihr Kind bekommen, dass sie sich zum Teil massiv rechtfertigen müssen, wenn sie sich gegen pränataldiagnostische Untersuchungen entscheiden. Doch diese Freiheit sollte jeder schwangeren Frau zugestanden werden, so wie sie auch die Verantwortung für ihre Entscheidung selbst tragen muss. Wer sich deshalb in Ruhe und ohne Druck zur Pränataldiagnostik beraten lassen möchte, sollte zusätzlich eine der zahlreichen unabhängigen Beratungsstellen aufsuchen. Die Bundeszentrale für gesundheitliche Aufklärung stellt im Internet und per Post (Adresse Seite 126) umfangreiches Informationsmaterial zur Verfügung und hilft bei der Suche nach Beratungsstellen. Auch Frauenärztinnen und Hebammen können Ihnen Adressen für eine psychosoziale oder eine humangenetische Beratung empfehlen, mit denen sie bereits gute Erfahrungen gemacht haben und die eventuell in Ihrer Nähe sind.

Professionelle Beratung – die Kosten trägt Ihre Krankenkasse

Jede Beratung über Pränataldiagnostik soll Ihnen helfen, sich durch das Gespräch mit Fachleuten besser entscheiden zu können. Fachleute sind natürlich Gynäkologinnen. Aber auch Hebammen, Psychologen, Sozialpädagogen, Kinderärzte und Humangenetiker gehören dazu. Diese Experten sollen verständlich und objektiv informieren, aufklären und beraten. Jede Art von Druck

TIPP
In der heutigen Zeit glauben wir häufig, die Vernunft entscheiden lassen zu müssen. Wichtig ist, dass Sie informiert sind, aber verlassen Sie sich ruhig auch auf Ihr Bauchgefühl.

ERFAHRUNGSBERICHT

»Erschütternd ist für mich, dass aus dem Wunsch nach einem gesunden Kind eine Art Pflicht geworden ist, nach dem Motto: »Man kann ja heute alles sehen und alles verhindern.« Wer ein behindertes Kind zur Welt bringt, hätte demnach irgendetwas versäumt und ist selbst schuld. Doch weder Mütter noch Eltern sind schuld an oder verantwortlich für Fähigkeiten oder Einschränkungen, mit denen ihr Kind auf die Welt kommt. Das gilt auch für Frauen ab 35. Werdende Mütter, die sich für ihre Schwangerschaft einen Weg voll guter Hoffnungen ohne gezielte pränatale Diagnostik wünschen, haben oftmals bessere Sicherheiten als diejenigen, die wegen Tests nahezu die Hälfte der Schwangerschaft im Wechselbad von Verunsicherung und Beruhigung verbringen. Internationale Vergleiche zeigen, dass in Ländern, in denen sich Schwangerenvorsorge viel weniger auf die Medizin bezieht (in den skandinavischen Ländern, den Niederlanden und England), Schwangerschaftsverläufe und das Wohlbefinden der Frauen besser beurteilt werden als bei uns.«

ANNEGRET BRAUN, LEITERIN BERATUNGSSTELLE PRÄNATALE UNTERSUCHUNGEN UND AUFKLÄRUNG, STUTTGART

für oder gegen eine bestimmte Entscheidung – aber auch Zeitdruck – ist als Zeichen für eine schlechte Beratung zu werten. Sie haben das gute Recht, sich in einem solchen Fall anderswo nach besseren Bedingungen umzusehen.

Zusätzlich zum allgemeinen Beratungsgespräch bei Ihrer Gynäkologin können Sie eine psychosoziale und/oder humangenetische Beratung wählen.

Psychosoziale Beratung

Lassen Sie sich nicht von dem Begriff »psychosoziale Beratung« abschrecken. Für viele Frauen klingt er negativ, als wären sie ein Psycho-Fall oder asozial. Hinter diesem Angebot, das jeder schwangeren Frau gesetzlich zusteht (§ 2 Schwangerschaftskonfliktgesetz), steckt etwas ganz anderes: Hier können Sie in aller Ruhe und mit kompetenter Hilfe ausloten, wie viel Pränataldiagnostik Sie in Anspruch nehmen wollen. Die psychosoziale Beratung ist aber nicht nur vor pränatalen Tests sinnvoll, sondern auch dann, wenn ein auffälliger Befund erhoben wurde und eine Entscheidung für oder gegen die Schwangerschaft ansteht.

Die Beratung dauert ungefähr eine Stunde, in der Sie und – wenn Sie wollen – auch Ihr Partner mit einem speziell ausgebildeten Berater oder einer Beraterin sprechen können. Diese Zeit haben Gynäkologinnen meist nicht. Außerdem sind sie in der Regel auch nicht entsprechend psychologisch geschult, einen solchen Prozess zu moderieren und zu begleiten. Hier müssen Wünsche, Befürchtungen, Schuldgefühle und Wertvorstellungen beider Partner herausgearbeitet werden, um anschließend einen Weg zu finden, den beide auch verantworten können.

Humangenetische Beratung

Ihre Frauenärztin kann Sie aufgrund der 35plus jederzeit an einen Facharzt für Humangenetik oder an eine Frauenärztin mit einer Zusatzausbildung für medizinische Genetik überweisen. Hier wird mit Ihrer Hilfe die Geschichte Ihrer Gene rekonstruiert, das heißt, die gesundheitliche Situation Ihrer Familie und die Ihres Partners wird analysiert. Wenn Ihr persönliches Risiko feststeht, beginnt die eigentliche Beratung. Dabei wird gemeinsam überlegt, welche Diagnostik für Sie sinnvoll ist. Humangenetiker empfehlen Frauen ab 35 und Männern ab 45 ein solches Beratungsgespräch schon bevor sie Pränataldiagnostik in Anspruch nehmen. Wenn sich bei den entsprechenden Tests herausstellt, dass das Kind vermutlich eine anlagebedingte Störung haben wird, können Sie in der Beratung erfahren, wie sich die Erkrankung im Alltag und auf längere Sicht auswirken kann. Die Deutsche Gesellschaft für Humangenetik in München bietet im Internet (Adresse Seite 126) ein nach Orten sortiertes Verzeichnis aller humangenetischen Beratungsstellen an.

Je besser Sie über Schwangerenvorsorge und das umfangreiche Angebot an Pränataldiagnostik informiert sind, desto einfacher wird es für Sie, nach Ihren individuellen Bedürfnissen zu entscheiden. Sie begeben sich zwar in medizinische Hände, aber Sie geben das Zepter nicht aus der Hand.

WICHTIG

Wenn der Verdacht auf eine chromosomale Störung einmal ausgesprochen ist, fällt es sehr schwer, damit zu leben und nicht den nächsten Schritt – etwa zur Fruchtwasseruntersuchung – zu gehen. Viele Frauen berichten, dass selbst ein Verdacht, der sich nicht bestätigt hat, einen Schatten auf diese oder eine weitere Schwangerschaft geworfen hat.

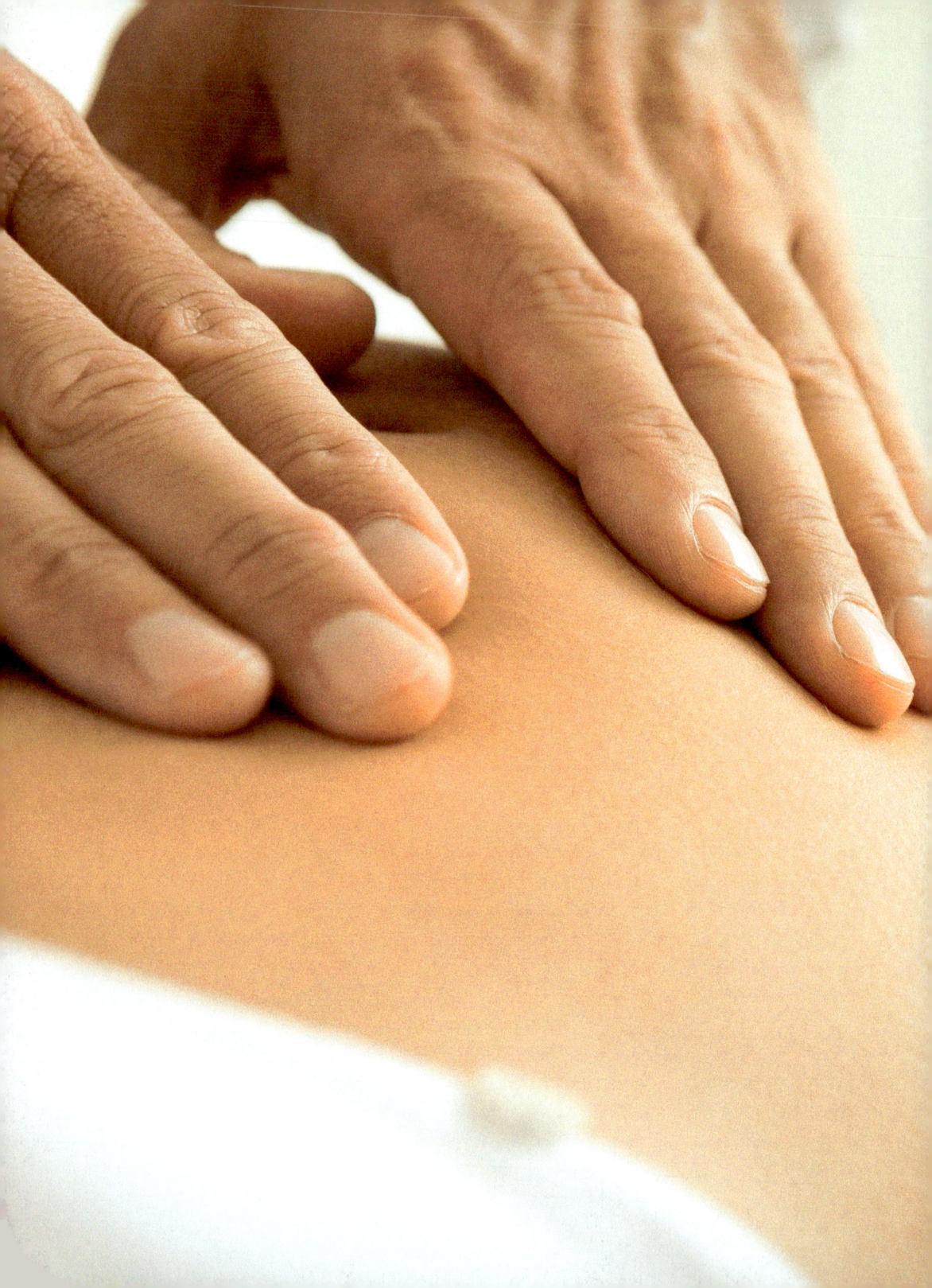

IN MEDIZINISCHEN HÄNDEN

Sie begeben sich nun neun Monate in die Hände Ihrer betreuenden Frauenärztin. Was Sie wissen müssen, um richtig zu entscheiden, erfahren Sie hier.

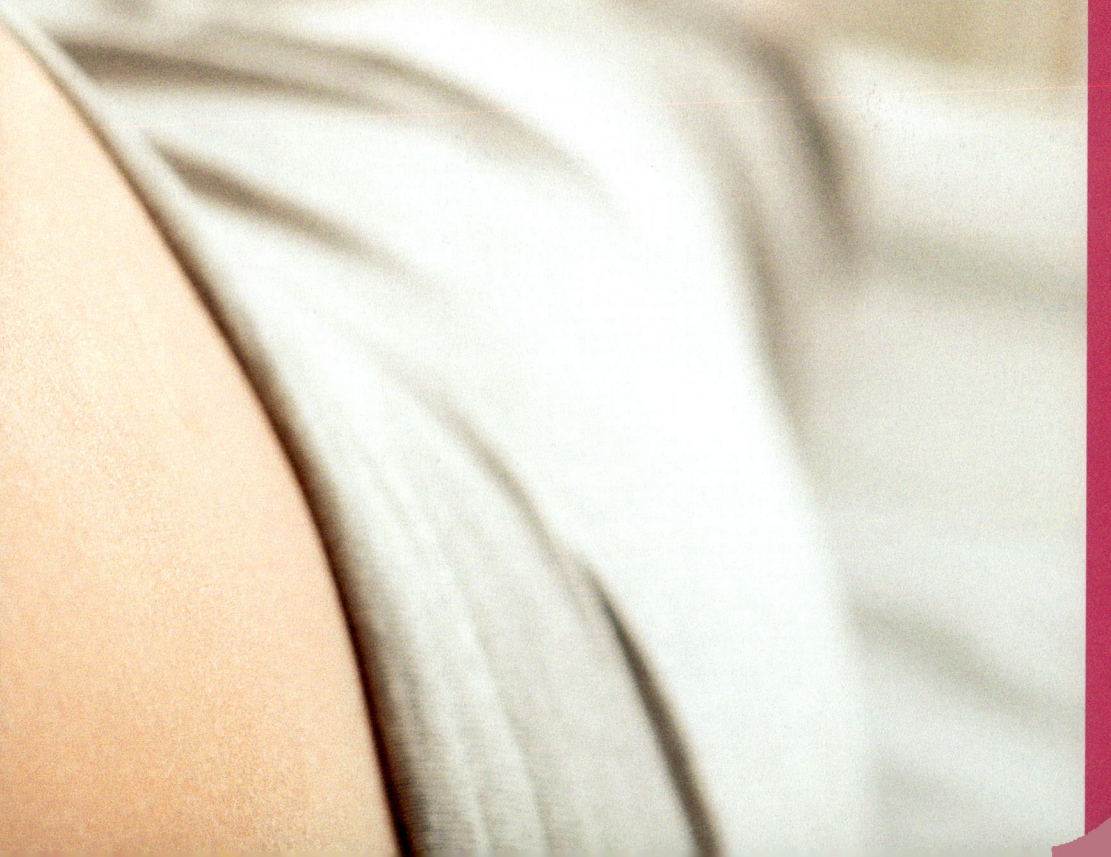

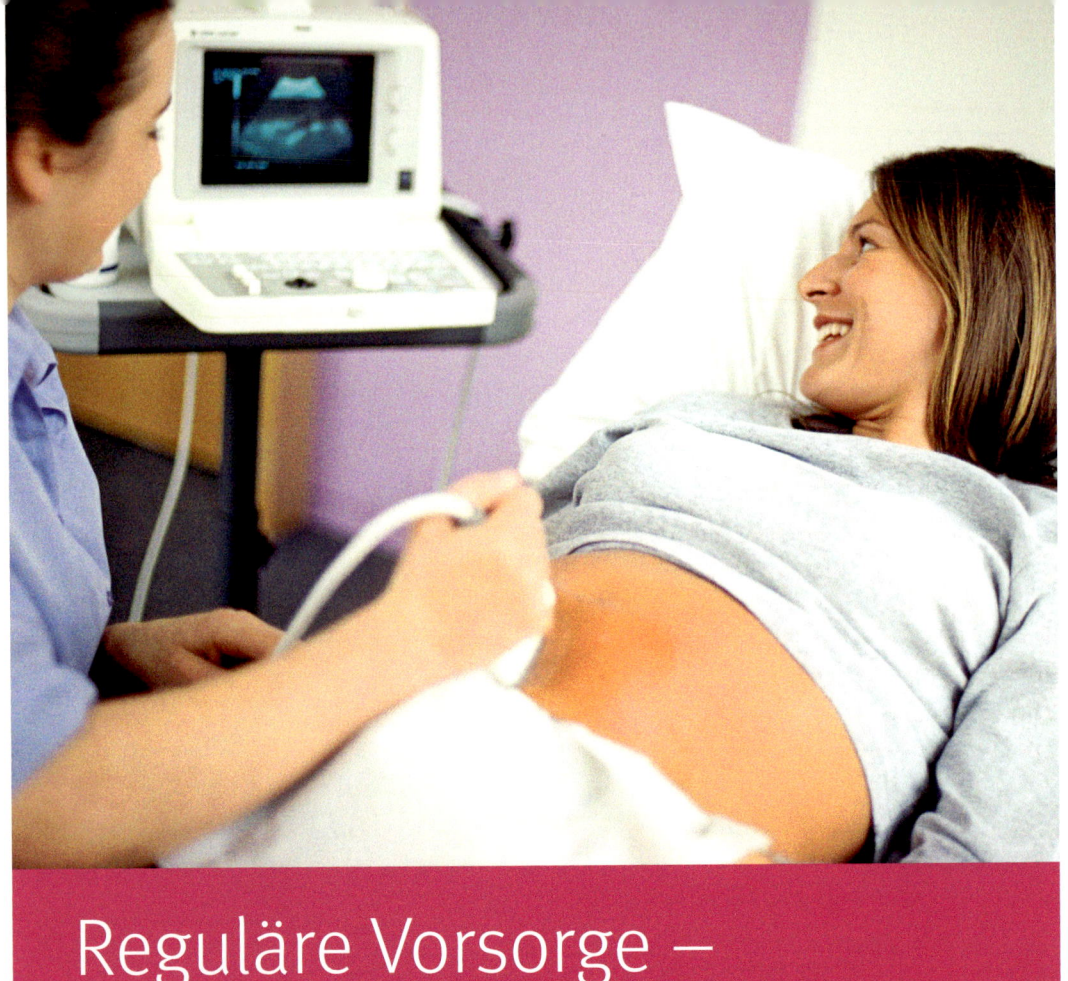

Reguläre Vorsorge –
so viel wie nötig

Eine Schwangerschaft fühlt sich anders an, wenn Sie Anfang 20, Ende 30 oder über 40 sind. Frauen ab 35 haben oft mehr Selbstbewusstsein. Manchmal sind sie aber auch ängstlicher, zumindest vorsichtiger. Das Kreuzchen bei »Risiko« im Mutterpass verunsichert manche zusätzlich. Denken Sie daran: Ihre körperliche Bilanz hängt weniger von der Anzahl Ihrer Lebensjahre ab als davon, wie gesund Sie in die Schwangerschaft starten und wie Sie bisher mit sich umgegangen sind. Sie können übrigens auch jetzt noch Ihren Lebensstil in Richtung gesundes Verhalten umpolen (Tipps finden Sie ab Seite 92). Doch wie gut Sie sich körperlich auch fühlen mögen, zunächst werden Sie sich in den kommenden Monaten in die medizinischen Hände Ihrer Frauenärztin begeben. Sie und Ihr Kind werden regelmäßig untersucht und kontrolliert. Und daran müssen sich die meisten Frauen erst einmal gewöhnen. Frauen mit 35plus werden viel intensiver mit dieser gut gemeinten Überwachung konfrontiert als jüngere Schwangere. Hinzu kommen die unterschiedlichen Angebote der pränatalen Diagnostik, zu der ab 35 oft geraten wird und über die Frauenärztinnen auch informieren müssen. Diese Betreuung kann ein Gefühl von Sicherheit geben, aber sie kann auch beunruhigen – je nach Typ. Bei den regelmäßigen Vorsorgeuntersuchungen überprüft die Frauenärztin, wie es Ihnen und dem Kind geht und ob sich die Schwangerschaft gut entwickelt. Wenn Sie über 35 sind, wird von den meisten Frauenärztinnen empfohlen, zusätzlich das Fruchtwasser auf chromosomale Veränderungen testen zu lassen. Denken Sie daran: Letzteres gehört zur Pränataldiagnostik (ab Seite 42). Überlegen und besprechen Sie in aller Ruhe mit Ihrem Partner, ob Sie das auch wirklich wollen.

Vorsorgeuntersuchungen im Überblick

Die Mutterschaftsrichtlinien empfehlen folgendes:
> Ultraschall um die 10., 20. und 30. Schwangerschaftswoche,
> Blutuntersuchungen
  – orientierend: Blutgruppe, Antikörper-Suchtests beispielsweise auf Röteln, Lues und Hepatitis B, kleines Blutbild,
  – regelmäßig: Hämoglobingehalt (Hb-Wert),
  – bei Bedarf: Blutzuckerwert,
> Urintest, vor allem auf Eiweiße, Zucker und Bakterien,
> allgemeine gynäkologische Untersuchungen nach Hinweisen auf vaginale Erkrankungen, Entwicklung des Körpergewichts, Blutdruck-Messung, Kontrolle der kindlichen Entwicklung und gegebenenfalls Herztöne, Feststellung der Lage des Babys,
> Beratung über Ernährung und Sport, aber auch über Alkohol, Nikotin und Reisen.

TIPP

Normalerweise wird eine Schwangere im Abstand von vier Wochen untersucht, ab der 32. Woche vierzehntägig. Fragen Sie nach dem Grund, wenn Sie öfter kommen sollen. Denn das übliche Vorsorgeprogramm reicht auch für Frauen ab 35, solange sie und ihr Kind gesund sind.

Achtung: Alle Untersuchungen, die über diese Tests und Kontrollen hinausgehen, sind eine individuelle Entscheidung Ihrer Frauenärztin! Fragen Sie deshalb nach, wenn Sie den Sinn einer zusätzlichen Maßnahme nicht verstehen.

Die Hebamme – Ansprechpartnerin von Anfang an

Viele Frauen über 35 vermissen in der Flut von medizinischen Untersuchungen, Befunden und Entscheidungen eine beruhigende und optimistische Begleitung, wie sie erfahrene Hebammen meist anbieten. Im Gegensatz zur Schulmedizin sehen diese ihre Aufgabe darin, Schwangere nicht nur auf Krankheiten zu scannen, sondern sie zu stärken. Häufig nutzen sie dazu Homöopathie, Naturheilkunde und Akupunktur. »Frauen über 35 brauchen zusätzliche Unterstützung, aber nicht automatisch mehr Untersuchungen«, sagt die Hebamme Monika Brühl (Interview Seite 26).

Optimal ist es, wenn Ihre Frauenärztin mit einer Hebamme zusammenarbeitet und die beiden sich gegebenenfalls die Vorsorge teilen. Melden Sie sich so früh wie möglich bei einer Hebamme an, wenn Sie diese Art der Begleitung wünschen. Fragen Sie Ihre Frauenärztin oder Freundinnen, mit welchen Hebammen sie positive Erfahrungen gemacht haben. Suchen Sie nach einer Hebammenzentrale oder einem Geburtshaus in Ihrer Nähe. Ein unverbindliches erstes Gespräch ist in jedem Fall sinnvoll, denn ohne eine gewisse gegenseitige Sympathie lässt sich kaum das nötige Vertrauen aufbauen.

PROFESSIONELLE HILFE

Moderne Hebammen verstehen sich als Lotsen. Sie helfen, behandeln und begleiten die Schwangeren durch alle Hoch und Tiefs während der Schwangerschaft und im ersten Jahr nach der Geburt. Hebammen sind zuständig bei Komplikationen, bei Pränataldiagnostik, aber auch bei Fehlgeburt und Schwangerschaftsabbruch.

Der erste Termin bei der Frauenärztin

Jetzt ist es an der Zeit zu überprüfen, ob Sie sich auch als Schwangere bei Ihrer Frauenärztin gut aufgehoben und betreut fühlen. Es ist etwas anderes, ob Sie zur Krebsvorsorge gehen oder sich neun Monate intensiv begleiten und beraten lassen. Haben

Sie den Mut zu wechseln, wenn Sie sich in Ihren neuen Umständen etwas anderes wünschen, als Ihnen angeboten wird. Um beruhigt bei Ihrer bisherigen Frauenärztin bleiben zu können, sollten Sie folgende Aussagen mit einem Ja beantworten können:

> Ich fühle mich bei meiner Frauenärztin gut aufgehoben und zugleich ernst genommen. Meine Meinung zählt.
> Ich darf mich für oder gegen pränataldiagnostische Untersuchungen entscheiden, ohne dass Druck ausgeübt wird.
> Meine 35plus werden zur Kenntnis genommen. Ich fühle mich dadurch aber nicht in eine bestimmte Richtung gedrängt.

Der erste Ultraschall

Wie bei allen Schwangeren wird auch bei Ihnen mit 35plus in der 10. bis Ende der 12. Schwangerschaftswoche der so genannte Basisultraschall durchgeführt. Die Frauenärztin untersucht vaginal und stellt fest, ob der Embryo gut in der Gebärmutter sitzt, in welcher Woche sich die Schwangerschaft befindet und ob Sie möglicherweise Zwillinge erwarten. Diese Untersuchung mit Ultraschall gehört zur regulären Vorsorge. Aber Achtung: Alles andere, beispielsweise die Messung der kindlichen Nackenfalte (Seite 44), ist dagegen Teil der Pränataldiagnostik.

Viele Frauenärztinnen sind heute geschult, im Ultraschall Hinweise auf genetische Erkrankungen zu erkennen. Deshalb werden in einem normalen Ultraschall zur Vorsorge immer öfter – sozusagen nebenher – pränataldiagnostische Befunde entdeckt. In einem solchen Fall wird die Schwangere in der Regel an eine Frauenärztin überwiesen, die sich auf Pränatalmedizin spezialisiert hat. Seit einigen Jahren gibt es auch so genannte Pränatalzentren, die auffällige Befunde abklären. Dort stellt sich der erste Verdacht oft als Fehlalarm heraus. Denn die Spezialisten verfügen über eine umfangreiche zusätzliche Ausbildung, ein hohes Maß an Erfahrung in Pränatalmedizin und über sehr gute Ultraschallgeräte, die sich üblicherweise nur Kliniken leisten können. Wenn also Ihre Frauenärztin besorgt von einem Verdacht redet, der abgeklärt werden muss, bleiben Sie ruhig und warten Sie bis zur Ultraschallfeindiagnostik (Seite 39 und 41) beim Spezialisten!

TIPP

Achten Sie darauf, dass einem Ultraschalltermin bei Ihrer Frauenärztin kein Wochenende oder Feiertag folgt. Wenn ein fraglicher Befund abgeklärt werden soll, müssten Sie länger warten. Und das zehrt an den Nerven!

Der große Ultraschall

Mit beginnendem zweiten Drittel hat sich die Schwangerschaft normalerweise gefestigt. Etwa in der 19. bis 22. Woche steht dann der im Mutterpass vorgesehene große Ultraschall an. Die Frauenärztin untersucht jetzt nicht mehr vaginal, sondern führt den Schallkopf über Ihren Bauch und misst dabei die Länge des Kindes sowie den Umfang seines Kopfes und der Brust, um die Entwicklung umfassend beurteilen zu können. Außerdem werden die Plazenta, die Organe des Kindes und die Fruchtwassermenge eingehend überprüft. Gleichzeitig wird auf mögliche Fehlbildungen untersucht – alles im Rahmen der regulären Vorsorge. Die Entdeckung dieser technisch noch relativ jungen Methode (die erste Darstellung eines Babys gelang 1958) ist für alle Schwangeren eine besondere Beruhigung, denn mit Hilfe des Ultraschalls können heute viele Komplikationen, zum Beispiel eine Verkalkung der Plazenta, zu viel oder zu wenig Fruchtwasser, frühzeitig erkannt und behandelt werden. Das bedeutet jedoch auch, dass

SOFTMARKER

Im großen Ultraschall wird nach Einzelfehlbildungen, nicht aber nach Chromosomenstörungen gesucht. Dennoch kann sich an dieser Stelle Pränataldiagnostik einschleichen, wenn nämlich ein unsicherer Befund erhoben wird. Zu den Softmarkern zählen

> Nackenödem,
> Sandalenlücke (zu großer Abstand zwischen großer und zweiter Zehe),
> Nierenbeckenerweiterung auf beiden Seiten,
> White Spot (weißer Fleck) im Herzen,
> verkürzter kleiner Finger,
> Plexuszyste (mit Flüssigkeit gefüllter Hohlraum) im Gehirn,
> Vergrößerung von Magen und Zwölffingerdarm.

Machen Sie sich nicht umsonst verrückt. Diese Zeichen sind nur Teil einer Diagnose. Wenn sie einzeln auftauchen, sind sie häufig ohne jeden Krankheitswert.

Sie sich gemeinsam mit Ihrem Partner noch im zweiten Teil der Schwangerschaft damit auseinandersetzen müssen, wie viel sie gegebenenfalls über mögliche Fehlbildungen Ihres Kindes wissen wollen. Frauen, die ab 35 ihr erstes (oder ab 40 ihr zweites oder drittes) Kind erwarten, können sich nach einem Gespräch mit ihrer Frauenärztin entscheiden, ob sie den großen Ultraschall gleich bei einem Spezialisten durchführen lassen, die Kosten werden von der Krankenkasse übernommen. Die Wahl ist nicht leicht zu treffen, deshalb zur Orientierung:

Ultraschall Stufe 1 oder Stufe 2?

Ihre Frauenärztin wird sich in der Diagnostik durch Ultraschall entsprechend fortgebildet haben (Stufe 1), sodass sie beim großen Ultraschall um die 20. Woche eine orientierende Suche nach Fehlbildungen (Screening) durchführen kann. Die Aufklärung darüber, dass hierbei im Einzelfall etwas übersehen werden kann, lassen sich viele Frauenärztinnen inzwischen per Unterschrift bestätigen. Ihre Ärztin wird auf jeden Fall einen unklaren Befund, auch die Softmarker (Seite 38), durch einen Spezialisten abklären lassen. Bei ihm wird gezielt nach Fehlbildungen und Auffälligkeiten gesucht (Stufe 2). Vorsorge und Pränataldiagnostik können dabei auf Wunsch kombiniert werden. Hier lassen sich aufgrund von Erfahrung und präziseren Geräten viele Verdachtsdiagnosen entkräften. Erst bei einem Verdacht auf eine Chromosomenstörung wird beispielsweise eine Fruchtwasseruntersuchung angeordnet. Wer also möglichst auf eine der invasiven Untersuchungen zur Pränataldiagnostik verzichten will, aber die Information wünscht, sollte sich für Stufe 2 entscheiden. Wer hingegen mit weniger Apparatemedizin konfrontiert werden oder überhaupt keine Pränataldiagnostik will, sollte das Screening der Stufe 1 wählen.

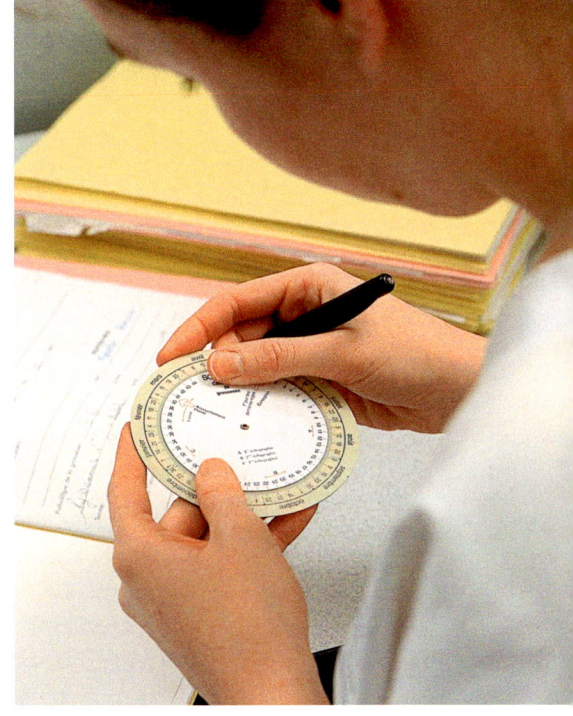

Mit der Drehscheibe wird auf herkömmliche Art der Geburtstermin errechnet. Es werden auch schon Computerprogramme dafür eingesetzt.

KINDER IM DOPPELPACK

Frauen ab 35 haben statistisch eine höhere Chance, Zwillinge zu bekommen. Diese Möglichkeit steigert sich zusätzlich, wenn eine Frau schon mehrere Schwangerschaften hatte oder wenn der Fruchtbarkeit künstlich nachgeholfen wurde. 75 Prozent der Zwillingskinder sind zweieiig, wurden also von zwei Spermien befruchtet. Da immer mehr Frauen erst über die so genannte Sterilitätsbehandlung schwanger werden, muss jetzt häufiger mit Kindern im Doppelpack gerechnet werden. Mögliche Risiken können durch die vorgeschriebene intensivere Betreuung von Zwillingsmüttern frühzeitig erkannt und behandelt werden: Es wird im zweiwöchigen Rhythmus – und ab der 28. Woche wöchentlich – untersucht.

Ultraschall – eine Wissenschaft für sich

Ultraschalluntersuchungen werden heute für zwei unterschiedliche Zwecke eingesetzt:

> um zu sehen, ob es dem Baby gut geht und ob es sich entsprechend entwickelt (zur Vorsorge),
> um Hinweise auf chromosomale Störungen zu erkennen (zur Pränataldiagnostik).

Die niedergelassene Frauenärztin hat in der Regel viel Erfahrung darin, per Ultraschall Ihre Schwangerschaft zu kontrollieren, also die reguläre Vorsorge durchzuführen. Anders verhält es sich, wenn der Ultraschall zur pränatalen Diagnostik eingesetzt wird. Da würde eine Frauenärztin, die vielleicht 100 Schwangere pro Jahr betreut, theoretisch zirka 10 bis 15 Jahre brauchen, um die häufigste Fehlbildung auch nur ein einziges Mal zu sehen. Laut der Deutschen Gesellschaft für Gynäkologie und Geburtshilfe müssen Schwangere deshalb darüber aufgeklärt werden, dass kleinere und seltene Fehlbildungen wie eine Lippen-Kiefer-Gaumen-Spalte oder Defekte im Bereich der Wirbelsäule übersehen werden können. Andererseits werden aber auch immer wieder Verdachtsdiagnosen gestellt, die sich bei der anschließenden Untersuchung beim Spezialisten nicht bewahrheiten.

Laut Professor Martin Hansmann, einem der Pioniere der deutschen Pränatalmediziner, wissen die wenigsten Frauen, wie ungenau die tatsächliche Trefferquote chromosomaler Störungen durch die normalen Gynäkologinnen ist. Das verwundert nicht, wenn man weiß, dass laut der Deutschen Gesellschaft für Ultraschall in der Medizin in Bonn von den 10 000 zurzeit in Deutschland praktizierenden Frauenärztinnen nur etwa ein Drittel die Mindestanforderungen erfüllt, um pränataldiagnostische Tests im Ultraschall durchzuführen. Deshalb gibt es seit einigen Jahren unterschiedliche Ansprechpartner, je nach Art und Schwere der Fragestellung. Hier das Ultraschall-Stufenprogramm für Schwangere nach den Kriterien der Deutschen Gesellschaft für Ultraschall in der Medizin:

> Stufe 1: Screening für alle Schwangeren bei der normalen Frauenärztin zur Beurteilung von Gebärmutter, Fruchtwassermenge, Plazenta und zur Einschätzung der kindlichen Entwicklung.

> Stufe 2: Ultraschallfeindiagnostik bei der spezialisierten Frauenärztin mit höheren Anforderungen an Geräte, Ausbildung und Erfahrung (beispielsweise zur Abklärung verdächtiger Befunde der Stufe 1).

> Stufe 3: Diagnostik in hoch spezialisierten, wissenschaftlich aktiven Zentren, die meist zu einer Universitäts-Frauenklinik gehören (Problemfälle).

Das Recht auf Nicht-Wissen

Entscheiden Sie selbst, wie viel Sie über Ihr Kind durch den großen Ultraschall erfahren wollen. Fragen Sie Ihre Frauenärztin vor der Untersuchung, was sie im Ultraschall sehen kann: Dient es der Vorsorge, oder wertet sie auch pränataldiagnostische Hinweise aus? Klären Sie vorher für sich, ob Sie

> alle Befunde erfahren möchten,

> nur das wissen möchten, was für eine gesunde Schwangerschaft und Geburt erforderlich ist,

> keine Informationen über Fehlbildungen möchten.

Bevor der Ultraschall beginnt, sollten Sie der Untersucherin Ihre Einstellung freundlich, aber entschieden mitteilen. Ihr Wunsch ist auch bei einem erkannten Risiko zu respektieren.

TIPP

Bewahren Sie bei Verdachtsdiagnosen Ihrer Frauenärztin Ruhe. Das Schweizer Zentrum für Technikfolgen-Abschätzung hat in einer großen Studie rund um den Ultraschall ermittelt, dass sich nur in weniger als 40 Prozent der Fälle die Verdachtsdiagnosen bestätigten. Zudem kamen drei Viertel der Kinder völlig gesund zur Welt, die sich in der Schwangerschaft nicht ganz normgemäß entwickelten.

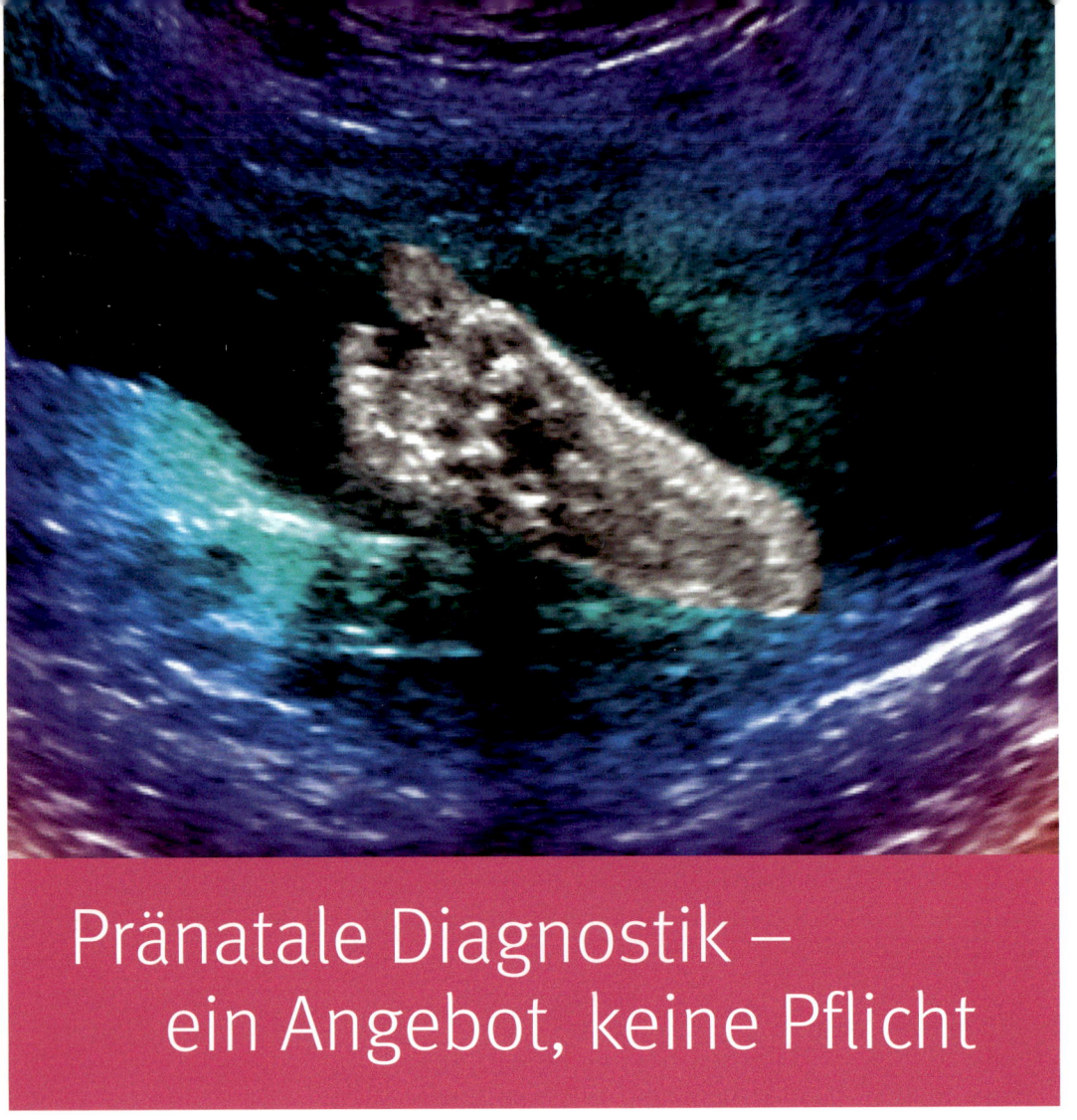

Pränatale Diagnostik – ein Angebot, keine Pflicht

Jeder Frau ab 35 werden zahlreiche medizinische Tests angeboten, die ein mögliches Risiko feststellen oder eine tatsächliche Behinderung des ungeborenen Kindes erkennen lassen sollen. Aber kaum eine Frau weiß, was diese Untersuchungen leisten und wo ihre Grenzen liegen, wie zuverlässig sie sind und welche Fehlerquellen auftreten können. Je genauer Sie jedoch über die einzelnen Tests Bescheid wissen, desto sicherer können Sie Ihre Entscheidung fällen und desto besser können Sie damit leben.

Pränataldiagnostik im Überblick

Folgende Untersuchungen gehören zur Pränataldiagnostik und werden auf den nächsten Seiten ausführlich mit Hinweis auf ihre Zuverlässigkeit und möglichen Fehlerquellen beschrieben:

Tests ohne körperliche Gefahr für Mutter und Kind:

> Messung der Nackenfalte: Ultraschall, 11. bis 12. Schwangerschaftswoche, Seite 44

> Erst-Trimester-Screening: Ultraschall plus Blutwerte, 11. bis 13. Schwangerschaftswoche, Seite 45

> Triple-Test beziehungsweise Quadruple-Test: Untersuchung von drei beziehungsweise vier Blutwerten, 15. bis 18. Schwangerschaftswoche, Seite 54

Invasive Untersuchungen mit einem gewissen Risiko für Mutter und Kind (siehe einzelne Beschreibungen):

> Chorionzottenbiopsie: Entnahme von Gewebe aus dem Chorionmantel, der um den Embryo liegt, 9. bis 12. Schwangerschaftswoche, Seite 49

> Amniozentese: Entnahme von Fruchtwasser, das das Kind nährt, 15. bis 16. Schwangerschaftswoche, Seite 55

> Nabelschnurpunktion: Entnahme von Blut aus der Nabelschnur, wenn nach einer invasiven Untersuchung noch Unklarheiten bestehen, nach der 19. Schwangerschaftswoche; wird nicht weiter erläutert, da sie nur sehr selten durchgeführt wird.

»FAMILY BALANCING«

Pränataldiagnostik ist ein Markt geworden. Im Internet wird beispielsweise ein Test beworben, mit dem Sie ab der achten Schwangerschaftswoche das Geschlecht Ihres Kindes erfahren. Leider gibt es immer mehr Eltern, die sich bei dem für sie »falschen« Geschlecht gegen das Kind entscheiden. Das nennen sie dann »family balancing«.

Tests im ersten Drittel

Heute stehen sehr unterschiedliche Tests zur Verfügung, um mögliche Störungen der kindlichen Chromosomen zu finden. Wenn Sie mit pränataler Diagnostik danach suchen möchten, kann das schon im ersten Drittel erfolgen. Überlegen Sie, wie viel Sicherheit Sie brauchen und welches Risiko Sie dafür auf sich nehmen wollen. Entscheiden Sie sich dann mit Ihrem Partner für den entsprechenden Test.

Messung der Nackenfalte (Nackentransparenz)

Wenn Sie mit Pränataldiagnostik einverstanden sind und die Untersuchung selbst bezahlen, kann Ihre Frauenärztin um die 11. bis 12. Woche per Ultraschall messen, wie dick die kindliche Nackenfalte ist. Völlig normal und unauffällig ist eine Abhebung der Nackenhaut bis 3 Millimeter. Fast alle Kinder haben in diesen Wochen ein solches Nackenödem. Trotz Werten über 3 Millimeter – je nach Verhältnis zur aktuellen (Scheitel-Steiß-)Länge des Kindes – kann das Kind gesund sein. Es besteht aber auch die Möglichkeit, dass sich hinter dem Nackenödem eine Chromosomenstörung, ein Herzfehler oder eine Infektion verstecken. Deshalb ist eine Überweisung zum Spezialisten angeraten. (Sobald ein Verdacht besteht, bezahlt die Krankenkasse alle weiteren Untersuchungen.) Hier wird der Befund mit hochauflösendem Feinultraschall (Seite 39) kontrolliert. Die Dicke der Nackenfalte, die Größe des Kindes und das Alter der Mutter werden in einem Computerprogramm in ein Verhältnis zueinander gesetzt.

Die Messung der Nackenfalte wird seit den 1990er Jahren angeboten. Um unnötige ärztliche Fehler zu vermeiden, können und müssen sich Frauenärztinnen heute besonders dafür qualifizieren. Auch wenn seit Kurzem von Medizinern immer wieder behauptet wird, dass durch diesen Feinultraschall eine Fruchtwasseruntersuchung überflüssig wird: Wirkliche Sicherheit bringt erst eine der invasiven Untersuchungen.

NEU: MESSUNG DES KNÖCHERNEN NASENBEINS

Immer öfter wird das im Ultraschall darstellbare knöcherne Nasenbein des Kindes für zusätzliche Hinweise auf eine Chromosomenstörung herangezogen. Aufgrund erster Studien wird angenommen, dass bei 70 Prozent aller Babys mit Trisomie 21 kein oder nur ein kurzes Nasenbein unter 2,5 Millimetern sichtbar ist. Zusammen mit dem Erst-Trimester-Screening im ersten Drittel der Schwangerschaft oder im großen Ultraschall in der 20. Woche soll dieser neue Marker in Zukunft mehr Treffsicherheit bringen. Natürlich sind Ausnahmen möglich: Auch bei gesunden Kindern (weniger als ein Prozent) kann das Nasenbein verkürzt sein oder fehlen.

So zuverlässig ist der Test

Ein auffälliger Befund zählt für Ärzte zu den so genannten unsicheren Hinweiszeichen, den Softmarkern (Seite 38), und ist deshalb nicht mit einer Diagnose zu verwechseln. Machen Sie sich noch einmal klar: Trotz verdickter Nackenfalte sind mindestens 40 Prozent, möglicherweise sogar 80 Prozent der Kinder gesund – je nachdem, welche Studie Sie lesen. Wie diese Schwankung zustande kommt, erklärt der folgende Abschnitt.

Mögliche Fehlerquellen

> Es wird nur eine statistische Möglichkeit, ein so genanntes Risikoprofil, ermittelt. Das Ergebnis hängt stark von der Erfahrung und Ausbildung des Untersuchers und der Qualität des Ultraschallgerätes ab.
> Entscheidend ist, wo genau die Nackenfalte gemessen wird. Nicht jeder Mediziner setzt an der international vereinbarten Stelle an. Häufig hängt das mit der Lage des Kindes zusammen. Wenn es nah an der Fruchtblase liegt oder die Nabelschnur um den Hals gewickelt hat, entstehen leicht Messfehler.
> Wenn das Datum der Empfängnis unsicher oder falsch ist, macht die Berechnung der Normwerte wenig Sinn.
> Bei Zwillingen ist die Auswertung heikel. Hier wurden bereits viele falsch-positive Befunde erhoben.

WICHTIG

Pränatale Diagnostik macht nur Sinn, wenn Sie zu einer der folgenden Aussagen klar und uneingeschränkt Ja sagen können:

> Wenn mein Kind behindert sein sollte, möchte ich es schon während der Schwangerschaft wissen. Ein Abbruch kommt für mich nicht in Frage.
> Wenn mein Kind behindert sein sollte, kann ich mir einen Schwangerschaftsabbruch vorstellen. Ich weiß, wie er durchgeführt wird, und werde das mithilfe meines Partners (oder einer anderen Vertrauensperson) schaffen.

Erst-Trimester-Screening (ETS)

Das Erst-Trimester-Screening, eine Kombination aus der soeben beschriebenen Messung der Nackenfalte und dem Triple-Test (Seite 54), ist eine der frühesten nicht invasiven Möglichkeiten einer Pränataldiagnostik. Das ETS, häufig auch einfach nur Frühscreening genannt, wird von der 11. bis zur 13. Schwangerschaftswoche durchgeführt. Es gehört nicht zur regulären Vorsorge und wird deshalb nicht als gesetzlich vorgeschriebene Leistung von den Krankenkassen übernommen. Bei dieser relativ neuen Methode werden drei Tests kombiniert, um die Sicherheit der Aussage auf 80 Prozent, bei erfahrenen Untersuchern sogar auf 90 Prozent, zu erhöhen.

Dafür wird zum einen die Nackenfalte nach genauen Kriterien gemessen. Zusätzlich wird eine Blutuntersuchung vorgenommen, um zwei spezielle Blutwerte – PAPP-A und ß-HCG – analysieren zu können. PAPP-A (Pregnancy Associated Plasma Protein A) ist ein Eiweiß, das in der Plazenta gebildet wird. Ein niedriger Wert kann in Verbindung mit dem Alter der Mutter auf eine genetische Störung hinweisen. Beim Hormon ß-HCG (Humanes Choriongonadotropin), das besonders im ersten Drittel der Schwangerschaft ausgeschüttet wird, ist ein hoher Wert verdächtig.

Durch ein besonderes Computerprogramm werden die Werte, die sich bei der Messung der Nackenfalte ergeben, und die Werte der Blutuntersuchungen mit Ihrem Alter zu einem individuellen

DAS INTEGRIERTE SCREENING

In Zukunft wird Schwangeren auch ein so genanntes integriertes Screening angeboten werden. Dabei sollen verschiedene Blutwerte untersucht werden: in der 11. Woche PAPP-A und in der 15./16. Woche ß-HCG sowie AFP, Alpha Fetoprotein, das Aussagen über mögliche Neuralrohrdefekte wie einen offenen Rücken zulässt. Bei einem erhöhten Risiko wird die Diagnose anschließend durch eine Fruchtwasseruntersuchung geklärt, sofern die Eltern dies möchten. Der Vorteil besteht in der höheren Chance, ohne Fruchtwasseruntersuchung auszukommen. Dafür müssen die Eltern bereit sein, über einen langen Zeitraum mit einer Unsicherheit zu leben.

Aber Achtung! Ärzte müssen für das integrierte Screening nicht zusätzlich qualifiziert sein, obwohl sie dabei auch die Nackenfalte messen müssen (Seite 44), für die als Einzeltest sehr wohl eine besondere Qualifikation erforderlich ist. Offiziell genügt es, wenn sie eine Datenbank aus Messwerten angelegt haben, die mindestens 100 Fälle aufweist – also erstaunlich wenig. Ihre persönlichen Untersuchungsergebnisse werden dann mit dem Durchschnitt der mindestens 100 Fälle in Beziehung gesetzt. Hier gibt es gerade in der Einführungsphase dieser neuen Methode viele Fehlerquellen. Es lohnt sich also, sorgfältig über Pro und Contra nachzudenken.

Risiko errechnet. Wenn Sie, wie die Mehrzahl der Frauen, nur ein geringes Risiko haben, dann spricht das dafür, auf eine invasive Untersuchung zu verzichten.

Das Ergebnis des ETS liegt in der Regel nach 24 Stunden vor. Ab einem Risikowert von zirka 1:300 wird empfohlen, zur Klärung entweder sofort (9. bis 12. Woche) eine Chorionzottenbiopsie oder etwas später (15. bis 16. Woche) eine Fruchtwasseruntersuchung durchführen zu lassen. Wenn alle Tests so früh und so zügig wie möglich stattgefunden haben, kann ein eventueller Schwangerschaftsabbruch noch innerhalb der Zwölfwochenfrist realisiert werden. Deshalb sehen Pränatalmediziner in dieser Frühdiagnostik einen großen Vorteil. Zudem vertreten die Befürworter die Ansicht, dass durch das Erst-Trimester-Screening vielen Frauen ab 35 eine invasive Diagnostik erspart werden kann, zu der ihnen bislang allein aufgrund ihres Alters geraten worden wäre. Die Hebammenverbände und Kritiker dagegen warnen davor. Aus deren Sicht geraten die Frauen immer früher in die Mühlen der Pränataldiagnostik, meist ohne zu wissen, was damit an Entscheidungen und Belastungen auf sie zukommt. Statt sich auf die beginnende Schwangerschaft einzulassen, bleibt es oft eine »Schwangerschaft auf Probe«.

So zuverlässig ist der Test

Grundsätzlich sind Ergebnisse zuverlässiger, wenn zwei Methoden (wie beim ETS die Messung der Nackenfalte und die Bluttests) kombiniert werden. Dennoch sollte Folgendes bedacht werden: Laut Werbung durch Frauenärztinnen werden mithilfe des ETS bis zu 85 Prozent der Chromosomenstörungen aufgedeckt, ungefähr 15 Prozent werden nicht erkannt. In diesen Fällen wiegen sich die Eltern mit einer falsch-negativen Diagnose in falscher Sicherheit. Die genannten Zahlen klingen zwar zunächst überzeugend, also scheint die Methode sinnvoll zu sein. Aber so ganz richtig ist dieser Eindruck nicht, denn diese scheinbar hohe Zahl von 85 Prozent bezieht sich nur auf eine geringe Zahl von Frauen, die ein Kind mit Trisomie 21 bekommen. Eine deutliche Aussage: Nur 15 von 10 000 aller Schwangeren bekommen ein

TIPP

Wenn Sie laut ETS ein leicht erhöhtes Risiko haben, aber aus Angst vor einer Fehlgeburt keine invasive Diagnostik möchten, dann raten Pränatalmediziner beim großen Ultraschall (Seite 38) zu einer gezielten Untersuchung auf Chromosomenstörungen mit hochauflösendem Ultraschall.

Kind mit dieser Störung, und davon ist mehr als die Hälfte der Mütter jünger als 35 Jahre (ihr prozentualer Anteil an den Geburten allerdings höher).

Dazu kommt, dass das Ergebnis der kombinierten Untersuchungen nicht in einer eindeutigen Aussage besteht wie »Ja, Ihr Kind hat eine Behinderung« oder »Nein, Ihr Kind hat keine Behinderung«, sondern in einem Risikowert. Diese individuell errechnete statistische Wahrscheinlichkeit darf nur als Annäherung an ein Risiko verstanden und eingeordnet werden. Auch mit der Begründung, dass Eltern mit den abstrakten Zahlen ohne ausführliche Beratung nichts anfangen können, kritisieren Hebammenverbände das ETS vehement. Eine Beratung sollte ohnehin nicht erst stattfinden, wenn bereits ein erhöhter Risikowert vorliegt. Für Eltern wichtige Informationen müssen vor dem Test geklärt werden. Beim Erst-Trimester-Screening gibt es auch die falsch-positive Diagnose: Das Kind ist gesund, trotz der Aussage »Wahrscheinlich behindert«. Die betroffenen Frauen gehen in diesem Fall das Risiko einer Fruchtwasseruntersuchung völlig umsonst ein. Je nach Datenquelle sind zwischen drei und zehn von 100 Frauen davon betroffen. Wer im Alter von über 35 Jahren ein eigentlich gesundes Kind durch eine falsche Diagnose verliert, hat einen sehr hohen Preis bezahlt. Nicht umsonst lehnen es die Krankenkassen ab, diesen Test zu übernehmen.

Mögliche Fehlerquellen

> Alle Punkte, die Sie bei der Nackentransparenz (Seite 44) gelesen haben, gelten auch für das ETS, weil hierbei ebenfalls die Nackenfalte gemessen wird.
> Es gibt unterschiedlich präzise (und für Ärzte auch unterschiedlich teure) Computerprogramme, die das Risiko mehr oder weniger genau berechnen können.
> Das Labor vergleicht Ihren Blutwert mit einem statistischen Mittelwert, der aus anderen Blutwerten errechnet wird. Dieser Referenzwert hängt von den Proben und Ergebnissen ab, die dieses spezielle Labor bekommen hat. Noch fehlen einheitliche Qualitätsstandards für die Testung im Labor.

TIPP

Sie haben ein Recht darauf, die Ergebnisse der Untersuchung verständlich vermittelt zu bekommen. Fordern Sie dieses Recht ein!

> Die speziellen Blutwerte haben unterschiedliche Zeitpunkte, an denen sie optimal aussagekräftig sind: PAPP-A möglichst früh (ab der 9. Woche) und ß-HCG spät (bis zur 14. Woche). Eine Blutabnahme findet jedoch nur einmal statt.

Chorionzottenbiopsie

In den 80er Jahren entwickelten Gynäkologen eine Alternative zur Fruchtwasseruntersuchung (Amniozentese), die schon im ersten Drittel der Schwangerschaft durchgeführt werden kann, die so genannte Chorionzottenbiopsie, eine invasive Untersuchung. Bevor sich der Mutterkuchen bildet, umhüllt ein Mantel aus Chorion (Eihaut) den Embryo und die Fruchthöhle. Ab der 9. bis 12. Woche wird aus diesem Gewebe mit einer sehr dünnen Hohlnadel eine Probe entnommen und pränataldiagnostisch analysiert. Heute wird meist die mit Ultraschall kontrollierte Entnahme durch die Bauchdecke bevorzugt, weil sie weniger Komplikationen verursacht (je nach Erfahrung der Frauenärztin etwa ein bis drei Prozent Fehlgeburten) als die Punktion durch die Scheide (etwa fünf bis sieben Prozent Fehlgeburten). Je weiter der Zeitpunkt von der 12. bis zur 9. Woche vorverlagert wird, desto höher ist das Risiko, die Extremitäten des Embryos mit Zehen und Fingern durch den Einstich so zu treffen, dass sie sich nicht mehr weiterentwickeln. Außerdem sind ein vorzeitiger Blasensprung und Infektionen seltene, aber mögliche Komplikationen. Wenn Sie das Risiko einer Fehlgeburt reduzieren wollen, dann sollten Sie sich in die Hände eines erfahrenen Untersuchers begeben. An Perinatalzentren, die auf Pränataldiagnostik spezialisiert sind, liegt die Zahl der Fehlgeburten unter den sonst üblichen ein bis drei Prozent. Achten Sie also darauf, von wem, wo und wann die Untersuchung durchgeführt wird. Nach der Untersuchung sind Schmerzen und selten auch Blutungen

WICHTIG

Sind Sie Rhesusfaktor-negativ? Nicht erst bei der Geburt, sondern auch schon durch eine Chorionzottenbiopsie oder Fruchtwasseruntersuchung können sich mütterliches und kindliches Blut mischen. Wenn Sie zu den 15 Prozent zählen, die Rhesusfaktor-negativ sind, sollte Ihre Frauenärztin auf eine so genannte Anti-D-Prophylaxe achten. Denn ist Ihr Kind Rhesus-positiv, kann es durch den Blutkontakt zu einer ungünstigen Sensibilisierung kommen. Um dem vorzubeugen, werden Ihnen harmlose Anti-D-Antikörper gespritzt. Die Folge: Ihr Immunsystem bildet keine für Ihr Kind schädlichen Antikörper.

möglich. Es wird deshalb empfohlen, sich in den folgenden Tagen körperlich zu schonen. Die ersten Ergebnisse stehen schon nach 48 Stunden bis 7 Tagen zur Verfügung. Allerdings können mit dieser Methode keine Aussagen getroffen werden, wie schwer die Behinderung ausgeprägt ist. (Erst zusammen mit einer erneuten Ultraschalluntersuchung kann eine Prognose abgegeben werden.) Um den ersten Befund abzusichern, wird das Gewebe zusätzlich als Zellkultur angelegt. Nach 14 bis 21 Tagen steht das endgültige Ergebnis fest. Ein Vorteil der Chorionzottenbiopsie besteht darin, dass gleichzeitig – mit molekulargenetischen Techniken – das entnommene Material auf bestimmte Muskel- und Stoffwechselerkrankungen getestet werden kann, die in den Familien der Eltern vorgekommen sind. Eine humangenetische Beratung ist in diesem Fall sinnvoll (Seite 31).

So zuverlässig ist der Test

Falsche Diagnosen sind bei dieser Untersuchung selten, aber nicht ausgeschlossen und etwas häufiger als bei der Fruchtwasseruntersuchung. Außerdem kann das Kind theoretisch selbst dann, wenn die Chromosomen als unauffällig beurteilt werden, Fehlbildungen haben, beispielsweise einen offenen Rücken. Diese so genannten Neuralrohrdefekte werden bei der Chorionzottenbiopsie nicht erfasst. Außerdem sind in zwei Prozent der Fälle die Ergebnisse nicht eindeutig. Entweder wird die Untersuchung dann wiederholt, oder es muss im zweiten Drittel der Schwangerschaft doch noch eine Amniozentese durchgeführt werden.

Mögliche Fehlerquellen

> Da hier – anders als bei der Fruchtwasseruntersuchung – keine kindlichen Zellen analysiert werden, sind uneindeutige Befunde häufiger.
> Es ist möglich, dass nicht alle untersuchten Zellen den gleichen Befund aufweisen (Mosaikbefund), beispielsweise wenn Plazentazellen mit entnommen wurden, die bei der Analyse nicht unterschieden werden können. Dann ist eine zweite invasive Untersuchung nötig.

Wenn Pränaldiagnostik zur Belastung wird

Es gibt zwar umfangreiches Informationsmaterial zu Pränataldiagnostik. Doch einige Fragen von Schwangeren tauchen immer wieder auf.

Reduziert sich die Chance einer erneuten Schwangerschaft nach einer Fehlgeburt oder einem Abbruch aufgrund eines Pränataltests?

Viele Frauen, die ihr erstes Kind mit 35plus erwarten, sorgen sich, ob sie nach einer Fehlgeburt (ausgelöst durch eine Chorionzottenbiopsie oder eine Fruchtwasseruntersuchung) beziehungsweise nach einem Schwangerschaftsabbruch aufgrund eines positiven Befunds noch weitere Male schwanger werden können. Theoretisch haben Sie gute Chancen, wieder schwanger zu werden. Aber je älter Sie sind, desto mehr Berechtigung haben solche Bedenken. Denn die Fruchtbarkeit sinkt ab 35 deutlich und ab 40 sogar drastisch. Die Chancen, dass Sie über 40 sofort schwanger werden, stehen 1:20. Denn die Zahl der Monatszyklen ohne fruchtbaren Eisprung nimmt mit den Jahren – hormonell bedingt – immer mehr zu, während verklebte Eileiter nach Entzündungen immer häufiger vorkommen. Deshalb sollten Sie sehr genau abwägen: Ist für Sie ein Kind so wichtig, dass Sie schlimmstenfalls auch eine nicht erkannte Behinderung in Kauf nehmen würden? Horchen Sie in sich hinein und treffen Sie zusammen mit Ihrem Partner Ihre Entscheidung.

Muss ich als über 35-Jährige alle Untersuchungen durchführen lassen, um ein Risiko auszuschließen?

Viele Frauen beschreiben, dass sie sich nur dann als verantwortungsvolle und vernünftige Mutter fühlen dürfen, wenn sie allen möglichen Tests zugestimmt haben. Dieser Druck macht es verständlicherweise schwer, eine eigene Entscheidung zu treffen. Aber gerade das sollten Sie tun! Genau genommen besteht das Leben doch aus lauter Gefahren, selbst wenn wir nur die Straße überqueren, um Brötchen zu holen. Eine Portion Optimismus und Selbstvertrauen gehört also dazu. Mit Ungewissheit umzugehen und trotzdem zuversichtlich zu sein haben viele Menschen leider verlernt. Für (oder gegen) welche Untersuchungen auch immer Sie sich entscheiden: Ihr Entschluss muss nur für Sie stimmig sein!

Chorionzottenbiopsie oder Amniozentese?

Frauen ab 35 wurden früher – trotz des Risikos, ein gesundes Kind zu verlieren – fast automatisch zur Chromosomenanalyse durch eine der beiden Untersuchungen überwiesen. Pränatalmediziner raten heute 35plus-Eltern, die sich für pränatale Untersuchungen entschieden haben, zunächst das individuelle Risiko mit einem nicht-invasiven Test abzuklären. Wenn Eltern dann den Risikowert für sich persönlich als zu hoch einschätzen, kann eine invasive Untersuchung folgen: gegen Ende des ersten Schwangerschaftsdrittels die eben beschriebene Chorionzottenbiopsie, im zweiten Schwangerschaftsdrittel die Fruchtwasseruntersuchung (Seite 55). Um nicht lange auf Klarheit warten zu müssen, wird oft die Chorionzottenbiopsie empfohlen. Ein weiteres Argument für sie ist, dass ein früher Abbruch, eventuell sogar bis zur 12. Woche, als körperlich und seelisch weniger belastend empfunden wird. Gegen die Chorionzottenbiopsie spricht jedoch das höhere Risiko einer Fehlgeburt im Vergleich zur Fruchtwasseruntersuchung.

In jedem Fall müssen Eltern bewusst entscheiden, welchen »Preis« sie für Pränataldiagnostik zu zahlen bereit sind. Stellen Sie sich deshalb die Frage, was für Sie schwerer wiegt: die Angst, ein behindertes Kind zur Welt zu bringen, oder die Sorge, das Kind zu verlieren. Je jünger eine Frau bei der Schwangerschaft ist, desto mehr verschieben sich die Relationen. Die in Kauf genommenen Fehlgeburten sind dann häufiger als Behinderungen, die durch die Untersuchung entdeckt werden. Aber möglicherweise entscheiden Sie sich ja gegen beide Untersuchungen und überlassen es dem Schicksal, ob Sie – was statistisch sehr viel häufiger der Fall ist – ein gesundes Kind bekommen. Unabhängige Beratungsstellen (Adressen Seite 126) geben Ihnen die nötige Rückendeckung für Ihre Entscheidung.

FRUCHTWASSERUNTERSUCHUNG – JA ODER NEIN?

»Wir raten nicht direkt zu einer Fruchtwasseruntersuchung, nur weil eine Frau über 35 ist. Wenn wir diese Untersuchung bei allen Frauen ab 35 machen würden, dann müsste man statistisch mit rund 1500 Fehlgeburten gesunder Kinder pro Jahr rechnen. Denn heute ist jede fünfte Schwangere über 35. Wir haben inzwischen bessere Kriterien als das Alter der Mutter: Wir beurteilen das Kind! Eine wichtige Rolle spielt der Ultraschall. Eine Fruchtwasseruntersuchung empfehlen wir nur noch bei einem verdächtigen Befund.«

PROFESSOR ULRICH GEMBRUCH, PRÄNATALMEDIZINER UNIKLINIK BONN

Tests im zweiten Drittel

Auch im zweiten Drittel der Schwangerschaft können Sie Ihr Kind noch auf genetische Erkrankungen testen lassen. Ihre Frauenärztin muss Sie über Vor- und Nachteile auch dieser pränataldiagnostischen Untersuchungen aufklären. Häufig wird aus der vorgeschriebenen Aufklärung – aus Angst vor juristischen Folgen und möglicherweise auch aus finanziellen Interessen – eine dringende Empfehlung, der Sie nicht folgen müssen. Es geht bei diesen Tests nicht um die Gesundheit Ihres Kindes, sondern nur um die Frage, ob eine genetische Störung vorliegt. Wem dafür das Risiko einer Fruchtwasseruntersuchung zu hoch ist, kann sich (wie beim Erst-Trimester-Screening, Seite 47) mit einer Blutuntersuchung, dem so genannten Triple- beziehungsweise Quadruple-Test, über die individuelle Wahrscheinlichkeit einer Chromosomenstörung informieren. Alternativ besteht die Möglichkeit, den vorgesehenen Ultraschall in der 20. Woche als Feinultraschall beim Spezialisten durchführen zu lassen.

Befunde bei Triple-Tests: Statistisch gesehen sind von 1000 Schwangerschaften maximal fünf Kinder von einer chromosomalen Störung betroffen.

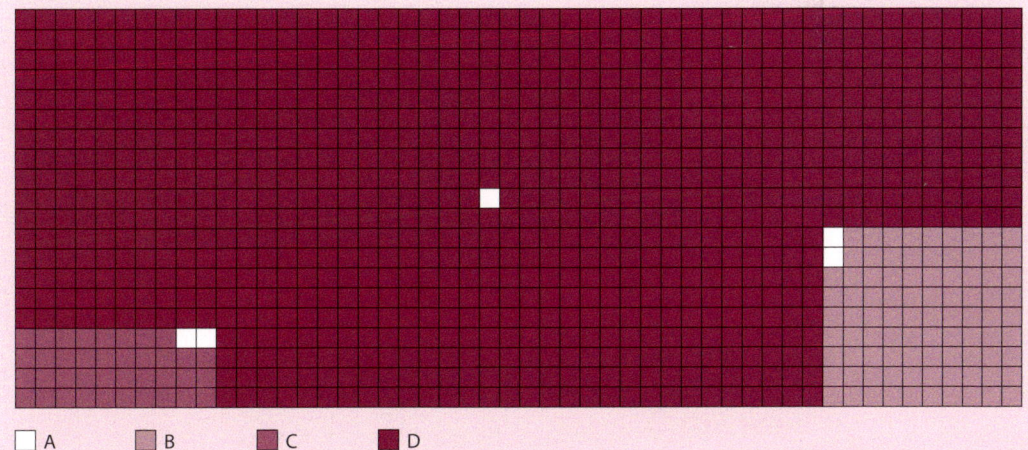

☐ A   ▨ B   ▨ C   ■ D

A Erkrankte Kinder. **B** 90 Frauen mit erhöhtem Risiko für ein Kind mit Trisonomie 21, ein bis zwei Kinder sind tatsächlich betroffen. **C** 40 Frauen mit erhöhtem Risiko für ein Kind mit einem Neuralrohrdefekt, (z. B. offener Rücken), 2 Kinder sind tatsächlich betroffen. **D** 870 Frauen ohne erkennbares Risiko, ein Kind ist dennoch von einer der beiden Erkrankungen betroffen.

Quelle: Westfälische Wilhelms-Universität Münster, 2007

NEURALROHRDEFEKT – WAS IST DAS?

In den ersten zehn Schwangerschaftswochen bildet sich das Neuralrohr aus, eine frühe Vorstufe von Gehirn und Rückenmark, das sich rohrförmig zum zentralen Nervensystem entwickelt. Wenn sich das kindliche Gewebe nicht vollständig verschließt, spricht man von einem Neuralrohrdefekt.

Triple-Test

In der 15. bis 18. Woche können aus Ihrem Blut im Labor drei Werte bestimmt werden: der kindliche Eiweißstoff AFP (Alpha-Fetoprotein) und die mütterlichen Hormone HCG und Östriol. Dann wird das Verhältnis der Werte zueinander betrachtet. Zusammen mit dem Alter und dem Gewicht der Frau plus Dauer der Schwangerschaft kann eine statistische Wahrscheinlichkeit errechnet werden, ob das persönliche Risiko einer Chromosomenstörung des Kindes oder eines Neuralrohrdefekts (offener Rücken) erhöht ist. Wenn ja, dann wird empfohlen, durch eine anschließende Fruchtwasseruntersuchung Klarheit zu schaffen. Dieser Test heißt Triple-Test, weil drei Parameter untersucht werden. Bei dem neueren Quadruple-Test kommt noch ein vierter Wert hinzu, das mütterliche Hormon Seruminhibin A.

Von der Blutentnahme bis zum Ergebnis müssen Sie etwa eine Woche warten. Der Triple- beziehungsweise Quadruple-Test liefert keine Diagnose, sondern nur ein mögliches Risiko. Die Kosten für die Bluttests müssen Sie selbst tragen.

So zuverlässig ist der Test

Pränatalmediziner sagen, dass durch den Triple-Test 89 Prozent der Kinder mit einer Störung entdeckt werden. Wenn der Test Entwarnung gibt, stimmt diese Aussage zu 99 Prozent. Viele Frauen vergessen in ihrer Erleichterung, dass dennoch ein Restrisiko von einem Prozent bleibt. Der entscheidende Nachteil des Triple-Tests besteht darin, dass in 25 Prozent, also bei einer hohen Quote der Fälle das Ergebnis falsch-positiv ist. Das heißt, der Test zeigt ein erhöhtes Risiko, doch das Kind ist gesund. Es kann also passieren, dass Sie umsonst schlaflose Nächte haben und in einem späten Stadium zusätzlich eine Fruchtwasseruntersuchung über sich ergehen lassen müssen, die ohne das falsche Ergebnis nicht nötig gewesen wäre. Auch durch einen vierten Wert beim Quadruple-Test ändert sich dieser Nachteil nicht grundlegend.

Kritiker warnen deshalb vor diesem Test, der die mögliche Fehlgeburt (bei der nachfolgenden Fruchtwasseruntersuchung) eines gesunden Kindes in Kauf nimmt, um nach einer statistisch möglichen Behinderung zu suchen. Zu viele Frauen würden unnötig beunruhigt. Die Befürworter sagen dagegen, dass die Blutuntersuchungen gerade bei Müttern ab 35 sinnvoll sind, da bei einem negativen Ergebnis – das Restrisiko von einem Prozent muss akzeptiert sein – auf die sonst immer angeratene Fruchtwasseruntersuchung verzichtet werden kann.

Mögliche Fehlerquellen

> Bei Diabetes, bei Mehrlingsschwangerschaften und bei Übergewicht wird der Bluttest zu ungenau.
> Zur Berechnung der Werte wird der exakte Beginn der Schwangerschaft benötigt, der aber nicht immer eindeutig festzustellen ist.
> Es gibt erhebliche Unterschiede in der Zuverlässigkeit der verschiedenen Computerprogramme, die die statistische Wahrscheinlichkeit berechnen können.

Fruchtwasseruntersuchung

Seit den 70er Jahren gilt die Fruchtwasseruntersuchung (Amniozentese), die zweite invasive Untersuchung, als Klassiker pränataler Diagnostik. Die Kosten werden ab dem 35. Lebensjahr von der Krankenkasse übernommen. Kein Wunder also, dass sich nur 6 Prozent der unter 35-jährigen, aber knapp ein Drittel der Frauen zwischen 35 und 39 Jahren und sogar 44 Prozent der Frauen ab 40 dafür entscheiden. Mit einer – aber auch nur fast – hundertprozentigen Sicherheit kann damit eine Aussage über bestimmte, aber nicht über alle genetischen Erkrankungen getroffen werden. Als optimaler Zeitpunkt gilt die 15. bis 16. Woche. Bei bestimmten medizinischen Fragestellungen kann die Untersuchung auch früher oder später (etwa nach dem Triple-Test) durchgeführt werden. Zuerst kontrolliert der Arzt per Ultraschall, wie es Ihrem Kind geht. Dann werden mit einer dünnen Nadel durch die Bauchdecke etwa 12 bis 15 Milliliter Fruchtwasser entnommen. Nur selten ist dafür ein zweiter Einstich nötig. Die normalerweise im Fruchtwasser schwimmenden abgelösten Zellen von Haut und Schleimhaut des Kindes werden im Labor mit einer Nährlösung

TIPP

Das Alter des Kindes kann rein rechnerisch von der letzten Regelblutung an festgestellt werden. Aber es kann auch per Ultraschall mit einem Computerprogramm über die Größe des Kindes ermittelt werden. Beide Ergebnisse sollten übereinstimmen, um die Sicherheit des Triple-Tests zu erhöhen.

TIPP: BLICK WEG VOM MONITOR
Während der Fruchtwasseruntersuchung können Sie auf dem Monitor mitverfolgen, wie Ihr Kind reagiert, wenn die Nadel kommt. Darauf sind die wenigsten Schwangeren vorbereitet. Viele beschreiben dieses Erlebnis als sehr belastend. Das können Sie sich ersparen, wenn Sie den Monitor von sich wegdrehen lassen und positive »innere Bilder« (Seite 117) betrachten.

zum Wachsen angeregt. Diese Zellkultur kann nach etwa zwei bis drei Wochen bearbeitet werden. Das Ergebnis ist eine Chromosomenanalyse, die Ihnen über mögliche genetische Erkrankungen und natürlich das Geschlecht Ihres Kindes Auskunft gibt. Zusätzlich wird im Labor das Fruchtwasser getestet. Darüber erfahren Sie zum Beispiel, ob Ihr Kind eine Fehlentwicklung des Neuralrohres (Seite 54) haben wird, die häufigste und bekannteste davon ist der offene Rücken.

Die Fruchtwasseruntersuchung selbst dauert nur zwischen 5 und 15 Minuten. Auch wenn die meisten Frauen kaum Schmerzen empfinden, sollten Sie sich nicht wundern, wenn es bei Ihnen anders ist. Auch das ist in der Regel normal. Gelegentlich berichten Frauen, dass sie nach der Fruchtwasserentnahme ein Ziehen im Bauch gespürt haben. Das geht zwar meist schnell vorüber, sollte aber vorsichtshalber überprüft werden. In jedem Fall sollten Sie sich 24 Stunden nach dem Eingriff ausgiebig schonen und Ihre Abwehrkräfte stärken.

Klären Sie nach der Untersuchung, auf welche Weise Ihnen das Ergebnis mitgeteilt werden kann. Ein persönliches Gespräch mit Ihrer Frauenärztin ist laut Beratungsstellen der beste Weg, den Sie auch einfordern dürfen.

So zuverlässig ist der Test

Die Chromosomendiagnostik ist zu 100 Prozent sicher. Ein Fehlalarm, also ein falsch-positives Ergebnis, kommt bei diesem pränatalen Test nicht vor. Aber: Ein normaler Chromosomensatz bedeutet nicht automatisch, dass Ihr Kind rundum gesund ist, auch wenn die gute Nachricht oft so übermittelt wird und natürlich von allen gern so verstanden werden möchte. Die Fruchtwasseruntersuchung dient lediglich dazu, bestimmte genetische Erkrankungen auszuschließen. Selbst Aussagen über die Ausprägung der jeweiligen Behinderung sind nicht möglich. So können Kinder mit Trisomie 21 schwerstbehindert sein und zahlreiche zusätzliche Erkrankungen haben. Sie können aber auch so fit sein, dass sie später sehr selbstständig leben können. Die Spannbreite ist gerade bei dieser Störung enorm groß. Sie beeinflusst deshalb womöglich die Entscheidung: Es macht einen Unterschied, ob das Kind ein Pflegefall wird oder ob es sich irgendwann selbstständig im Leben bewegen kann.

So riskant ist der Test

In der Mehrzahl der Untersuchungen geht alles gut. Verletzungen des Kindes sind zwar möglich, aber zum Glück extrem selten. Abhängig von der Erfahrung und dem Geschick des Untersuchers kommt es aber in 0,5 bis 1 Prozent, also bei 1 bis 2 von 200 Frauen, zu einer Fehlgeburt. Dieses Risiko erhöht sich zusätzlich durch folgende zwei Faktoren:

> je früher die Untersuchung stattfindet und
> je älter eine Frau zum Zeitpunkt der Untersuchung ist.

Wenn Sie außerdem früher schon eine Fehlgeburt oder vaginale Blutungen während dieser Schwangerschaft hatten, dann nehmen Sie für die Fruchtwasseruntersuchung ein hohes Risiko in Kauf. Überlegen Sie gemeinsam mit Ihrem Partner, ob Sie dazu bereit sind, und besprechen Sie Ihre Überlegungen anschließend mit Ihrer Frauenärztin oder Hebamme.

Die Meinung »Schwanger ab 35 gleich Fruchtwasseruntersuchung« hält sich gesellschaftlich hartnäckig. Heute steht aber besonders durch den Ultraschall (Seite 38) eine Art Filter zur Verfügung,

---

DAS SCHNELLERE ERGEBNIS NACH DER FRUCHTWASSERUNTERSUCHUNG

Wem die Wartezeit zu lang ist, der kann den so genannten FISH-Test machen lassen. Das Ergebnis liegt innerhalb eines Tages vor, weil dafür keine Zellen benötigt werden, die sich teilen. Als Minimalversion erfahren Sie, ob die Geschlechtschromosomen xx oder xy in der richtigen Anzahl vorhanden sind. Bei Frauen ab 35 kann der Test öfter auch falsch-negativ ausfallen. Es ist deshalb in jedem Fall sinnvoll, zusätzlich das endgültige Resultat nach zwei bis drei Wochen abzuwarten. Viele humangenetische Institute empfehlen diesen Schnelltest, dessen Kosten Sie selbst tragen müssen, unter folgenden Voraussetzungen dennoch:

> bei Frauen über 38 Jahren,
> bei auffälligem Blutserumtest,
> bei einer Amniozentese nach der 18. Schwangerschaftswoche.

der es Frauen erleichtern sollte, auf die Fruchtwasseruntersuchung zu verzichten, auch wenn sie 35plus sind. Leider hat sich diese Kenntnis noch keineswegs überall durchgesetzt. Verschiedene Studien zeigen, wie sehr Frauen unter Druck stehen, alle Möglichkeiten pränataler Diagnostik auszuschöpfen (siehe Grafik Seite 24). Machen Sie sich deshalb noch einmal klar:

> Ihre Frauenärztin muss sich rechtlich absichern und Sie laut Mutterschaftsrichtlinien über die Möglichkeit der Fruchtwasseruntersuchung aufklären.
> Männer neigen dazu, messbare Ergebnisse über Ihr weibliches und ihr eigenes Bauchgefühl zu stellen.
> Jeder hat seine Sicht und eigene Argumente, aber letztlich müssen Sie selbst entscheiden.

Der Ernstfall – und dann?

Schwangere Frauen und ihre Partner werden durch die Entscheidung für oder gegen Pränataldiagnostik mit der Frage konfrontiert, wie sie mit einem dauerhaft kranken oder behinderten Kind umgehen würden. Wird die Diagnose einer Behinderung gestellt, ist also der Befund laut Fachsprache »positiv«, dann gibt es nur zwei Möglichkeiten: entweder die Schwangerschaft abzubrechen oder sich auf das, was kommt, mit Hilfe und Unterstützung einzulassen (Adressen Seite 126). Wenn Sie sich auf keinen Fall für einen Schwangerschaftsabbruch entscheiden würden, ist es fraglich, ob Ihnen das Wissen um die Behinderung hilft. Vielleicht ist es für Sie und Ihren Partner dann sogar sinnvoller, keine Pränataldiagnostik durchführen zu lassen.

Bevor Sie sich für oder gegen Pränataldiagnostik entscheiden, sollten Sie deshalb mit Ihrem Partner in Gedanken durchleben, wie Sie im Ernstfall reagieren könnten. Lesen Sie dazu das Szenario auf Seite 60. Das hilft, im schlimmsten Fall eine durchfühlte und nicht nur durchdachte Entscheidung zu treffen.

FALLS DAS KIND NUR KURZ LEBENSFÄHIG SEIN WIRD

Für Eltern kann es eine gute Alternative sein, sich nach einer positiven pränatalen Diagnose gegen einen Abbruch zu entscheiden. Das Kind darf dann so lange leben, wie es kann. Die Verantwortung für den Zeitpunkt zu sterben liegt nicht bei den Eltern, sondern darf dem Schicksal überlassen werden. Betroffene Eltern sollten diese Idee mit der behandelnden Frauenärztin besprechen und mögliche medizinische Einschränkungen abklären.

Chancen für eine Behandlung vor der Geburt

Nur sehr wenige Fehlbildungen und anlagebedingte (chromosomale) Störungen, die durch Pränataldiagnostik erkannt werden, können im Bauch der Mutter behandelt werden. Beispielsweise kann dem Kind über die Nabelschnur neues Blut gegeben werden, wenn eine Blutgruppenunverträglichkeit zwischen Mutter und Kind besteht oder wenn das Kind nach Ringelröteln, einer Kinderkrankheit, noch im Bauch an einer lebensbedrohlichen Blutarmut leidet. Chirurgische Eingriffe sind überwiegend noch in einem experimentellen Stadium und werden in Deutschland nur an sehr wenigen, hoch spezialisierten Zentren vorgenommen. Selbst wenn eine Operation gelingt, etwa das Öffnen einer Herzklappe, ist eine Frühgeburt kaum zu verhindern. Auch nicht mit wehenhemmenden, nebenwirkungsreichen Medikamenten.

Konsequenzen für die Geburt

Wenn das Kind durch eine Störung der Chromosomen nach medizinischer Erfahrung eigentlich nicht oder nur sehr kurz lebensfähig sein wird, kann bewusst auf einen Kaiserschnitt verzichtet werden. Weiß man dagegen nichts über den chromosomalen Defekt und es kommt beispielsweise zu einem Geburtsstillstand oder die Herztöne des Babys verschlechtern sich, dann wird ein Kaiserschnitt durchgeführt. Insofern kann es von Vorteil sein, durch die Pränataldiagnostik über die Störung erfahren zu haben. Denn damit wird der Schwangeren das höhere Risiko einer operativen Geburt erspart. Andererseits kann es ein Nachteil sein, zu wissen, dass das Kind behindert ist. Denn dann könnten der Optimismus und der Schwung für die Geburt fehlen. Wenn Sie sich für Ihr Kind mit Trisomie 21 entschieden haben, kommt nur eine Klinikgeburt in Frage.

Schlüssellochchirurgie – eine Frage der Zeit?

Fetalchirurgen arbeiten an der Schlüssellochtechnik, einer endoskopischen Operationsmethode, um Babys schon im Bauch schonend behandeln zu können. Ob dies eine sinnvolle Alternative sein wird, ist fraglich.

GU-ERFOLGSTIPP

Unabhängig davon, wie Sie sich im Ernstfall entscheiden: Wichtig ist, dass Sie und Ihr Partner sich alle mit der Diagnose verbundenen Gefühle erlauben – ohne innere Zensur. Nehmen Sie einfach an, was in Ihnen vorgeht! Damit tun Sie laut Experten den ersten Schritt zur seelischen Verarbeitung.

Erste Hilfe bei »positivem« Befund

Alle Eltern sind zutiefst erschüttert, wenn sie erfahren, dass ihr Kind behindert ist. Die Träume vom Leben mit einem gesunden Kind sind von einer Sekunde auf die nächste geplatzt. Aber es gibt Trost und kompetente Hilfe für diese schwierige Zeit, in der häufig folgende Gefühle, Gedanken und Fragen auftauchen:

»Ich fühle mich so zerrissen. Abtreiben kann ich nicht, mit einem behinderten Kind leben kann ich auch nicht.«

Diese Hilflosigkeit im ersten Moment ist völlig normal. Sie müssen sich zunächst einmal von dem Wunschbild eines nicht behinderten Kindes verabschieden. In einer Beratung können Sie gemeinsam und in Ruhe beide Wege nachfühlen und durchdenken. Dann werden Sie zu einer für Sie und Ihren Partner richtigen Entscheidung kommen.

Tipp: Es gibt die hilfreiche Möglichkeit, eine Familie mit einem Kind zum Beispiel mit Trisomie 21 zu besuchen und zu befragen. Manche Behinderten-Organisationen vermitteln kostenlos eine entsprechende Adresse. Studien belegen, dass viele Menschen Situationen eher zu bewältigen glauben, wenn sie sehen, dass eine ähnliche Situation bereits von anderen Betroffenen zufriedenstellend gemeistert wurde.

Eine andere Alternative sich zu informieren ist die Ausgabe »Baby« (No. 17) des Magazins »ohrenkuss« (Adresse Seite 126). Menschen mit Trisomie 21 berichten darin, wie sie sich als Kind gefühlt haben. Dieses gut lesbare, berührende Heft ist von einem Kölner Kinderarzt für Eltern (auch werdende) angeregt worden, die mehr als nur sachliche Informationen brauchen.

»Als ob mir jemand den Boden unter den Füßen weggezogen hätte«

Die Nachricht, dass Ihr Kind behindert sein wird, löst Verzweiflung und Ohnmacht, aber paradoxerweise auch Scham und Selbstkritik aus. In dieser Situation brauchen Sie kompetente Hilfe von außen! Familie und Freunde sind oft nicht neutral genug, um Sie möglicherweise in einem eigenen Weg zu unterstützen. Adressen von Beratungsstellen finden Sie auf Seite 126.

Tipp: Sie sind in einem emotionalen Schockzustand und können deshalb nicht sofort entscheiden, was zu tun ist. Lassen Sie sich auf keinen Fall und von

niemandem drängen, nehmen Sie sich
Zeit und Ruhe! Studien der Universitäts-
Frauenklinik Bonn zeigen, wie wichtig
diese Phase des Überlegens für Ihr
langfristiges Wohlbefinden ist.

»Warum passiert das ausgerechnet uns?«

Achtung, Sackgasse! Sie versuchen, eine
nicht lösbare Frage zu beantworten, und
verbrauchen dabei Ihre Kraft. Wenden
Sie Ihren Blick auf die Zukunft, auf prak-
tische, lösbare Fragen. Egal wofür Sie
sich entscheiden.

Tipp: Frauen und Männer verarbeiten
diese Situation erfahrungsgemäß unterschiedlich. Lassen Sie deshalb Ihrer
Partnerin/Ihrem Partner die eigene Art.
Das Schweizer Zentrum für Technikfolgen-Abschätzung konnte in einer Studie
nachweisen, dass Frauen in dieser Situation direkte emotionale Unterstützung brauchen, auch weil sie mehr zur
Selbstkritik neigen, obwohl klar sein
sollte, dass eine Behinderung nichts
damit zu tun hat, dass irgendjemand
einen Fehler gemacht hat. Männer versuchen dagegen, ihre Gefühle stark zu
kontrollieren, manchmal leider auch
mithilfe von Alkohol, und wollen zunächst weniger Trost.

Bei Schwangerschaftsabbruch:

Abschied mit Würde

Überlegen Sie, wie Sie das Kind verabschieden möchten. Je liebevoller, desto
besser für Sie. Denn auch dieses unge-
borene Wesen wird immer Teil Ihres Lebens sein. Zu diesem Abschied kann ein
erklärendes Gespräch mit dem Ungeborenen, eine würdige Bestattung, ein Ort
der Erinnerung, den Sie gestalten, oder
Ähnliches gehören.

Trauern gehört dazu

Sie haben sich doch bis zur Diagnose
auf Ihr Kind gefreut. Nehmen Sie sich
deshalb unbedingt das Recht, um Ihr
Kind zu trauern! Auch wenn Sie es nicht
annehmen wollten und konnten.

Gestalten Sie auch diese Geburt

Sie müssen den Abbruch nicht »ertra-
gen«, weil Sie ein schlechtes Gewissen
haben. Bei der Geburt dürfen Sie auch
schreien, wie Sie es brauchen. Und nehmen Sie Ihren Partner mit, wenn Sie
wollen. Wenn dem Kind im Bauch eine
Spritze gegeben wird, damit das Herz
aufhört zu schlagen, bitten Sie, den Ul-
traschallmonitor wegzudrehen und auf
lautlos zu stellen!

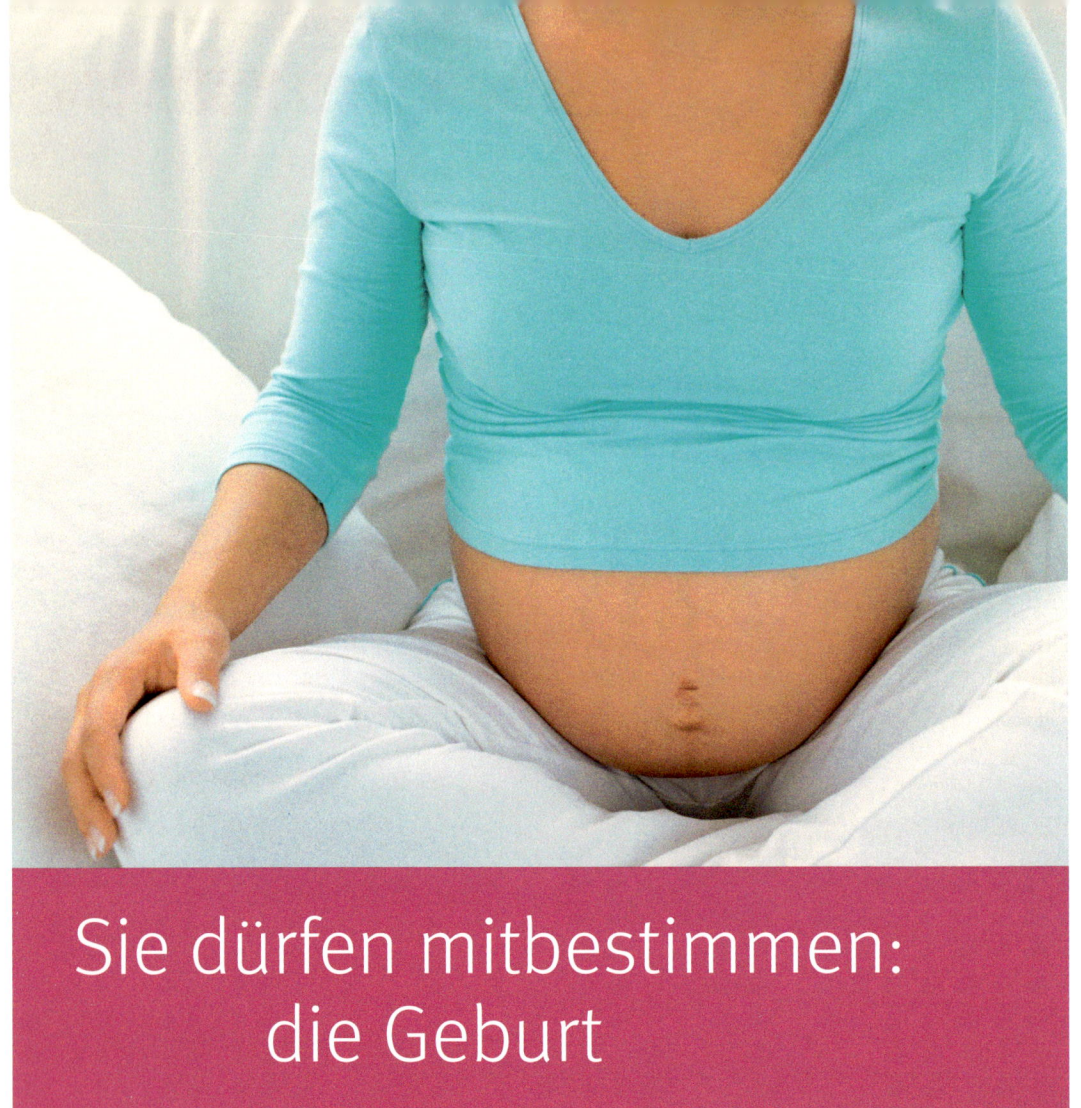

Sie dürfen mitbestimmen: die Geburt

In den Monaten bis zur Geburt werden die meisten Frauen über 35 immer wieder mit ihrer »Risikoschwangerschaft« konfrontiert. Kein Wunder, wenn sie sich auch in Bezug auf die Geburt unsicher fühlen: »Was kann ich mir zutrauen?« und »Ist eine normale Entbindung zu riskant?« Nach wissenschaftlichen Erkenntnissen dürfen Sie beruhigt und voller Selbstvertrauen in die Geburt gehen. Es spricht nichts gegen eine spontane vaginale Geburt, solange alles gut läuft und die Schwangerschaft unkompliziert war.

Natürlich können Sie vorab nicht planen, was dann tatsächlich sein wird. Möglicherweise haben Sie während der Geburt andere Bedürfnisse als vorher erwartet. Oder die Geburt verläuft anders als geplant – was nicht selten der Fall ist. Bleiben Sie und Ihr Partner deshalb bei allen Überlegungen gelassen. Eine Geburt ist immer auch Schicksal, mit dem Sie sich besser arrangieren können, wenn Sie sich nicht an Pläne klammern, die Sie vorher vielleicht bis ins kleinste Detail geschmiedet haben.

So bewältigen Sie Ihre Angst aktiv

Die Angst, dass doch noch etwas schiefgehen könnte, ist bei Frauen ab 35 meist größer als bei jüngeren Schwangeren. Gut so, denn eigentlich ist Ihre Sorge ein positives Zeichen: Sie spüren jetzt deutlicher als bisher in Ihrem Leben, dass nicht alles kontrollierbar ist, und das macht zunächst Angst. Sie haben aber besonders in den letzten Schwangerschaftsmonaten erfahren, wie aus der Sorge immer mehr ein Vertrauenkönnen und damit ein Loslassen wurde. Überlassen Sie sich also vertrauensvoll der Kraft der Geburt. Das hilft Ihnen auch bei der Bewältigung der Angst vor Schmerzen, die normalerweise jede Schwangere hat. Gehen Sie mit Ihren gemischten Gefühlen aktiv um:

> Nutzen Sie die Technik des *reframings* (Erfolgstipp Seite 18), denn damit wird aus der Angst vor den Geburtsschmerzen eine Art Extremsport, den Sie sicher bewältigen werden.
> Nutzen Sie auch während der Geburt »innere Bilder« (Seite 117), die Sie durch die Wehen tragen werden. Stellen Sie sich den Muttermund beispielsweise als ein Tor vor, das mehr und mehr aufgeht. Jede Wehe wird damit eine gute Kraft, ein Türöffner für den erwarteten Moment.

Unabhängig davon, wo Sie Ihr Kind zur Welt bringen werden, achten Sie darauf, dass Sie respektvoll behandelt werden und Ihre Meinung ernst genommen wird. Sie sind im positiven Sinne keine zwanzig mehr. Überlegen Sie gemeinsam mit Ihrem Partner, wo Sie am liebsten gebären möchten. Dazu sollten Sie sich vorher informieren, was im Krankenhaus, im Geburtshaus oder zu Hause auf Sie zukommt. Doch bedenken Sie: Eine Antwort auf die

TIPP

Eigentlich sollten Frauen wissen und darauf vertrauen, dass ihr Körper dafür gemacht ist, ein Kind zu gebären. Dieses Urvertrauen geht aber gerade älteren Schwangeren manchmal verloren. Machen Sie sich auf die Suche danach. Ihre Hebamme wird Sie dabei unterstützen!

Frage, wo ein Kind am besten geboren werden soll, fällt – unabhängig vom Alter der Schwangeren – bei Klinikärzten, Frauenärztinnen und Hebammen ziemlich unterschiedlich aus. Denn jede Berufsgruppe hat ihren eigenen Erfahrungshorizont.

Geburt in der Klinik, im Geburtshaus, ambulant oder zu Hause?

Bisher wurde noch nicht wissenschaftlich untersucht, wie sich Schwangere über 35 während der Geburt fühlen. Aber es ist bekannt, dass sie häufig verunsichert sind, ob sie ebenso wie jüngere Frauen zwischen den möglichen Geburtsorten wählen können. Meist wird ihnen von ihrer Frauenärztin die Geburt in einer Klinik empfohlen, zum einen zur Sicherheit – wie jüngeren Frauen auch –, zum anderen, weil Frauen ab 35 angeblich häufiger an einer Wehenschwäche leiden und deshalb einen die Wehen anregenden Tropf brauchen. Oder weil an eine operative Geburt gedacht wird; dazu zählen neben dem Kaiserschnitt auch die Zangengeburt und die Geburt mithilfe der Vakuumpumpe.

Hebammen sind bei der Frage, wo eine Frau über 35 ihr erstes oder über 40 das zweite Kind gebären sollte, oft anderer Ansicht – vorausgesetzt, Mutter und Kind sind gesund. Für sie kommt grundsätzlich eine Geburt sowohl zu Hause als auch im Geburtshaus oder auch eine ambulante Geburt in Frage. Was wirklich individuell passend ist, hat nichts mit dem Alter zu tun. Besprechen Sie Ihre Bedürfnisse offen mit Ihrer Hebamme.

Vertrauen zahlt sich aus

Aus Erfahrung wissen Geburtshelfer, wie sensibel Frauen auf störende Einflüsse reagieren. So können Wehen schwächer werden oder sogar ganz aufhören, wenn bei-

GU-ERFOLGSTIPP

Wenn Sie sich nicht zwischen Haus- und Klinikgeburt entscheiden können, ist möglicherweise die ambulante Geburt ein guter Kompromiss. Erkundigen Sie sich in der Klinik Ihrer Wahl, ob eine solche Entbindung dort möglich ist – optimalerweise mit Ihrem persönlichen »Schutzengel«, einer Beleghebamme, die Sie schon vorher kannten und die Sie auch im Anschluss betreuen wird. Nach einer Überwachungszeit von mindestens zwei Stunden dürfen Sie mit Ihrem Baby nach Hause gehen und sich in Ihre eigenen Räume zurückziehen. Gerade beim ersten Kind empfinden viele Eltern, wie wohltuend die Ruhe zu Hause ist – im Vergleich zum Krankenhaus.

spielsweise das Geburtsteam im Kreißsaal wechselt. Denn damit muss auch das Vertrauen neu aufgebaut werden.

Die Hebamme Katja Baumgart hat in einem Interview der Deutschen Hebammenzeitschrift (Ausgabe 12/2003) die Vermutung geäußert, dass ältere Frauen, die viel Lebenserfahrung und Selbstbewusstsein mitbringen, gerade bei der Geburtsarbeit nicht von außen bestimmt werden wollen. Sie bräuchten vielmehr das Gefühl, mitentscheiden zu können. Das ist bei Hausgeburten üblich, im Krankenhaus aber seltener der Fall. Eine Wehenschwäche versteht sie als Ausdruck für dieses Unwohlsein. Mit dem Alter der Schwangeren habe das Nachlassen der Wehen wenig zu tun. Insofern sei die beste Reaktion darauf nicht ein Wehentropf oder gar ein Kaiserschnitt, sondern die Situation gemeinsam zu verändern, was im häuslichen Umfeld mit nur einer Hebamme oft leichter möglich sei. Übrigens: In den Niederlanden sind Hausgeburten keine Besonderheit, sondern üblich.

Was erwartet Sie in der Klinik?

Geburten laufen in den verschiedenen Krankenhäusern unterschiedlich ab. Deshalb sollten Sie sich genau erkundigen, was Sie in der von Ihnen gewählten Klinik erwartet. Die meisten Kliniken bieten regelmäßig Informationsabende für Schwangere und deren Partner an. Bitten Sie darum, die Entbindungsräume besichtigen zu können, und stellen Sie Fragen, zum Beispiel folgende:

> Wer betreut mich während der Wehen?
> Spielt mein Alter eine Rolle?
> Welche Untersuchungen oder Maßnahmen werden routinemäßig durchgeführt, zum Beispiel eine Verweilkanüle, um schnell eine Infusion legen zu können, Wehenschreiber ohne Unterbrechung?
> Wie viele Frauen werden gleichzeitig von derselben Hebamme betreut?

WICHTIGE DOKUMENTE FÜR IHREN KLINIK-KOFFER

Obwohl Schwangere sich monatelang auf die Geburt vorbereiten, werden in der Aufregung gelegentlich wichtige Dokumente für die Klinik vergessen. Legen Sie die folgenden daher frühzeitig zurecht:

> Ihren Mutterpass,
> Ihre Versichertenkarte und/oder die Clinic-Card der privaten (Zusatz-)Versicherung,
> das Familienstammbuch oder – falls Sie unverheiratet sind – Ihre Geburtsurkunde.

> Welche Geburtspositionen sind erlaubt? Welche Entbindungsvarianten werden angeboten?
> Wie werden die ersten Momente nach der Geburt gestaltet? Wie wird das Baby willkommen geheißen?
> Wann wird ein Kaiserschnitt gemacht?

Wie arbeitet eine Hausgeburtshebamme?

Holen Sie die Meinung einer Hausgeburtshebamme ein, wenn Ihnen diese Alternative vom Gefühl her gefällt. Sie wird Ihnen sagen, ob bei Ihnen eine Geburt in den häuslichen vier Wänden empfehlenswert ist. Entscheidend aber ist, dass Sie sich für eine Hausgeburt selbstbewusst genug fühlen. Besprechen Sie mit ihr alle Fragen, die Ihnen wichtig sind. Je plausibler Ihnen die Antworten erscheinen, umso beruhigter werden Sie sein. Vielleicht können Sie die Antworten sogar notieren und mit Ihrer Ärztin besprechen. Wichtige Fragen könnten sein:

> Wie sind Sie auf einen Notfall vorbereitet? Stichworte: Erste-Hilfe-Training, Sauerstoffgerät, Beatmungsbeutel usw.
> Was passiert, wenn eine andere Frau, die Sie betreuen, zur gleichen Zeit Wehen bekommt?

Erfahrene Hebammen können die Herztöne des Babys mit dem Hörrohr aus Holz meist hervorragend beurteilen.

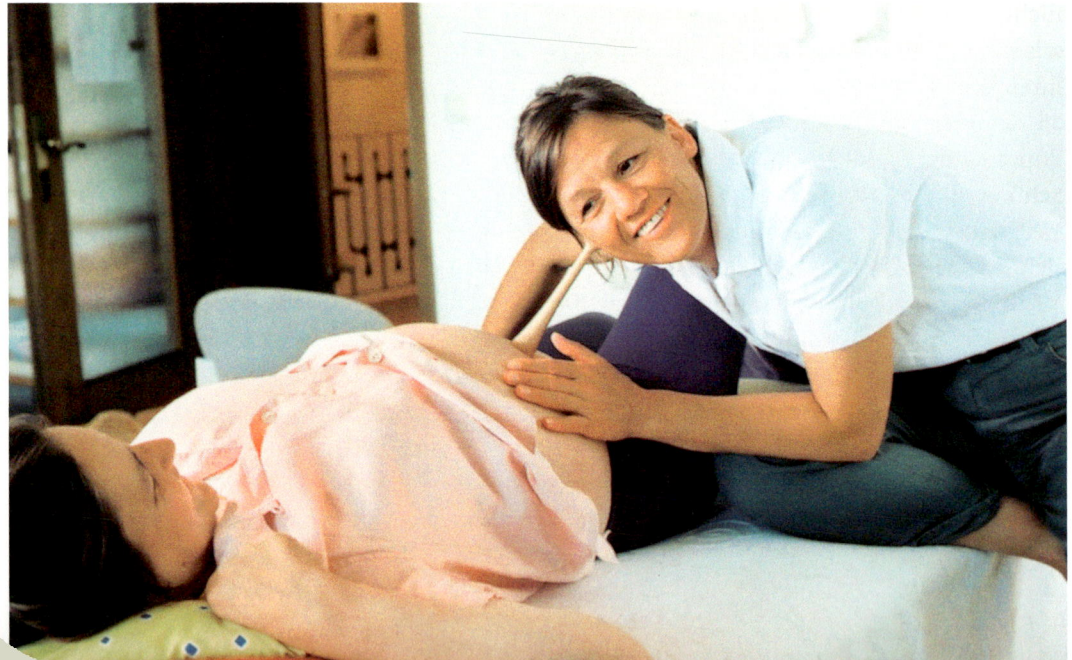

> Welcher Arzt wird im Zweifel benachrichtigt? Wie werde ich in die Klinik transportiert?
> Was, wenn die Schmerzen zu groß werden?
> Wie wird mein Kind nach der Geburt untersucht – im Vergleich zum Klinikstandard?
> Folgt eine ärztliche Untersuchung? Wo und wann?
> Wer näht, wenn ich eine Geburtsverletzung habe, oder im Anschluss an einen Dammschnitt?
> Wie ist die Nachbetreuung für Mutter und Kind?

Es ist aber auch vorstellbar, dass Ihre Frauenärztin bei Frauen ab 35 grundsätzlich nur für die Klinik und gegen eine Hausgeburt plädiert. Dann haben Sie tatsächlich ein Problem, wenn Sie sich frei entscheiden wollen. Lassen Sie sich keinesfalls unter Druck setzen, und hören Sie nur sachlichen Argumenten zu. Lassen Sie sich diese genau erklären. Im Zweifel müssen Sie mit einer anderen Frauenärztin eine Lösung finden, die für Sie die richtige ist. Wichtig ist allein, dass Sie mit einem mutigen, entschlossenen »So-kann-es-gehen-Gefühl« in die Geburt gehen.

Der Kaiserschnitt

»Schmerzen sind schrecklich. Am besten weglaufen. Wenn das nicht geht, dagegen ankämpfen« – das haben die meisten Menschen so gelernt. Aus Angst vor den Geburtsschmerzen und um ihren intakten Intimbereich entscheiden sich zu viele Frauen ab 35 für einen Kaiserschnitt. Sie trauen sich eine vaginale Entbindung nicht zu. Geburtsschmerzen sind aber anders als alle Schmerzerfahrungen, die man gemacht hat. Sie sind ja auf die Geburt begrenzt und haben einen wunderbaren Lohn. Sie lassen sich deshalb viel besser aushalten als alle anderen Schmerzen, besonders wenn die Frau der Geburtskraft nachgibt, sich hingibt und nicht gegen den Schmerz ankämpft. Genau diese altmodische Tugend des Nachgebens, die Frauen seit Jahrzehnten ablegen wollen, ist jetzt der Schlüssel zum Gelingen. Die Liebe zu Ihrem noch ungeborenen Kind und die Anteil nehmende Unterstützung durch Ihren Partner und eine erfahrene Hebamme helfen Ihnen, sich diesen Urkräften vertrauensvoll zu überlassen und das Kind selbst zur Welt zu bringen. Eine schöne und starke Erfahrung! Übrigens: Ein genauer Blick auf die Statistik mit Daten der niedersächsischen Perinatalerhebung zeigt, dass während der Geburt bei älteren und jüngeren Schwangeren gleich häufig – oder besser: gleich selten – doch operativ entbunden werden muss. Nur die Zahl der geplanten Kaiserschnitte ist bei den 35plus-Müttern häufiger. Also, nur Mut zur vaginalen Geburt! Viele Frauen bestätigen bereits nach kurzer Zeit, dass sie sich an die Schmerzen während der Geburt nicht mehr erinnern. Eine nette Laune der Natur, die den Wunsch auf ein zweites oder drittes Kind unterstützt.

Kaiserschnitt auf Wunsch bei 35plus

Kaiserschnitte sind in den letzten Jahren regelrecht in Mode gekommen. Wurden 1991 noch 15 Prozent der Geburten per Kaiserschnitt beendet, so waren es laut Gesundheitsberichterstattung des Bundes im Jahr 2003 schon über 25 Prozent. Aber nur in einem von zehn Fällen gab es einen echten Grund, warum operativ entbunden werden musste. Im Zweifel wird oft für den Kaiserschnitt entschieden, weil die Mehrzahl der Ärzte, aber auch der Eltern, heute zu einer möglichst kontrollierbaren Geburt neigen, besonders bei Schwangeren, die mit 35 oder älter ihr erstes Kind bekommen. Der Kaiserschnitt scheint dafür besser geeignet als die normale vaginale Geburt. Dabei wird häufig vergessen, dass der Kaiserschnitt eine große Bauchoperation ist, die – wie jede Operation – mit einem Risiko verbunden ist, beispielsweise einer Nachblutung oder einer Entzündung. Zudem sollten die Schwierigkeiten bedacht werden, die bei einer weiteren Schwangerschaft auftreten können: Durch die operative Geburt vernarbt die Gebärmutter. Das kann die Fruchtbarkeit zusätzlich zu den 35plus einschränken und zu einer Eileiterschwangerschaft führen. Wenn es doch geklappt hat, sind andere Komplikationen möglich: etwa die Plazenta liegt ungünstig. Außerdem kann gegen Ende der Schwangerschaft die Gebärmutter reißen – eine lebensbedrohliche Situation. Ein Kaiserschnitt ist nur dann der Königsweg, wenn eine wirkliche Gefahr für Mutter oder Kind besteht. Das ist der Fall, wenn einer der folgenden Punkte zutrifft:

FRAUEN SIND HELDINNEN!
Unabhängig davon, wie Ihr Kind auf die Welt kommt: Würdigen Sie und vor allem Ihr Partner die Leistung, die Sie vollbracht haben. Denn auch bei einem Kaiserschnitt brauchen Sie Ihre ganze Kraft, um durchzuhalten. Bravo und herzlichen Glückwunsch!

Während der Geburt:

> wenn es dem Kind schlecht geht, zum Beispiel wegen Sauer-
stoffunterversorgung,

> bei Geburtsstillstand, etwa bei Lageanomalien, also wenn das
Kind nicht in den Geburtskanal eintritt, oder bei einem Kreis-
laufkollaps der Mutter.

Geplant:

> wenn bei der Mutter Erkrankungen, etwa Bluthochdruck, vor-
liegen oder Operationen an der Gebärmutter stattfanden,

> wenn die Plazenta oder das Kind in einer falschen Position lie-
gen oder das Kind über 4500 Gramm schwer ist,

> wenn ein großes Missverhältnis zwischen einem sehr großen
kindlichen Kopf und einem besonders schmalen mütterlichen
Becken vorliegt,

> bei kindlichen Erkrankungen, die sich durch die Geburt ver-
schlechtern können.

Auch den Kaiserschnitt können Sie vorbereiten

Ein großer Teil der Mütter, die ihr Kind per Kaiserschnitt entbunden haben, fühlen sich laut einer Studie der Universität Bremen aus dem Jahr 2006 nur mangelhaft über die tatsächlichen
Folgen aufgeklärt. Gern hätten sie vor ihrer Entscheidung mehr
und bessere Informationen gehabt. Um sich während der Geburt
nicht überrumpelt zu fühlen, wenn doch ein Kaiserschnitt gemacht werden muss, sollten Sie sich darauf vorbereiten. Bedenken Sie folgende Punkte, damit Sie trotz Kaiserschnitt das Gefühl
einer guten Geburt haben können:

> Sprechen Sie bei der Geburtsvorbereitung die Möglichkeit des
Kaiserschnitts an, und informieren Sie sich genau über den Ab-
lauf. Manche Hebammen vermeiden dieses Thema, wenn nicht
gezielt nachgefragt wird.

> Fragen Sie in dem Krankenhaus, in dem Sie entbinden wollen,
wann und wo Sie Ihr Kind nach einem Kaiserschnitt sehen
dürfen. Hier gibt es große Unterschiede. Lange Wartezeiten
oder neben frisch Operierten ohne Kind aufzuwachen erleben
viele Mütter als unnötig belastend.

TIPP

Wenn Ihre Narbe nach
dem Kaiserschnitt nicht
mehr gereizt ist, können
Sie sie regelmäßig liebevoll
und sanft massieren. Arni-
kaöl eignet sich dafür
besonders gut.

> Überlegen Sie im Vorfeld, ob Ihnen eine teilweise Betäubung oder eine Vollnarkose lieber wäre. Lassen Sie sich beraten, denn Frauen erleben es sehr unterschiedlich, bei der Operation dabei zu sein oder aber sie zu »verschlafen«. Bei beiden Alternativen gibt es Fans ebenso wie Enttäuschte.

> Besprechen Sie mit Ihrem Partner, wie er sich im Ernstfall verhalten sollte. Soll er mit in den OP-Raum kommen? Ist das überhaupt möglich? Soll er beim Kind oder bei Ihnen bleiben, wenn genäht wird? Vereinbaren Sie, dass er in der konkreten Situation noch einmal nachfragt.

Einen Buchtipp rund um das Thema Kaiserschnitt finden Sie auf Seite 126.

Das brauchen Sie für eine gute Geburt

Natürlich ist es ist ein Segen, dass wir heute über die Möglichkeit eines Kaiserschnittes verfügen, wenn es ernst wird! Aber zunächst spricht auch bei über 35-Jährigen nichts gegen eine normale vaginale Geburt. Wenn nötig, kann ja immer noch ein Kaiserschnitt gemacht werden. Und dann gleichen sich Risiken und Vorteile auch aus. Aber zunächst sollten Sie sich mit dem Gedanken an eine vaginale Geburt vertraut machen. Nur Mut! Vertrauen Sie auf Ihre Gebärkraft, wie Hebammen das nennen. Diese Energie, die Ihnen in der Geburt zuwächst und die das »Gebären aus eigener Kraft« möglich macht, entsteht nicht durch Selbstkontrolle. Im Gegenteil: Erst wenn Sie loslassen und Kontrolle abgeben können, spüren Sie Ihre eigene Kraft. Dieses Erlebnis wird Sie um eine wichtige Erfahrung Ihres Leben reicher machen. Außerdem können Sie bei einer vaginalen Geburt den besonderen, einzigartigen Moment, wenn Sie Ihr Baby zum ersten Mal im Arm halten, meist ruhiger und garantiert narkosefrei genießen.

GU-ERFOLGSTIPP

Eine Geburt ist mit einer Bergbesteigung vergleichbar. Was ist befriedigender: mit der Gondel hochgefahren zu werden oder sich das Ziel selbst zu erarbeiten? In außereuropäischen Kulturen gibt es noch das Wissen, wie wichtig die »Geburtsarbeit« für Mutter und Kind sein kann. Die neue psychologische Forschung bestätigt einen Teil dieses Wissens: Die Bindung zwischen Mutter und Kind – das Bonding – festigt sich durch eine gemeinsam durchstandene Geburt. Die gebärende Frau lässt sich während der Wehen körperlich und emotional auf das Kind ein. Das Glücksgefühl und der Lohn, das Baby im Arm zu halten, haben ursächlich damit zu tun.

OFT GEFRAGT

Fragen aus der Praxis

In der Endphase einer Schwangerschaft steht natürlich die bevorstehende Geburt im Mittelpunkt des Interesses. Hier die Antworten auf einige brennende Fragen.

Wirkt sich mein Alter auf die Geburt aus?

Wenn Sie gesund sind und die Schwangerschaft normal verläuft, können Sie beruhigt in die Geburt gehen. Dann haben Sie beste Aussichten, dass Ihr Kind gesund zur Welt kommt. Glauben Sie auch nicht dem hartnäckigen Gerücht, dass sich bei älteren Schwangeren häufiger Wehenschwächen entwickeln. Die Ursachen können sehr vielfältig sein und haben mit dem bloßen Alter nicht zwangsläufig etwas zu tun. Babys älterer Mütter sind nach der Geburt im Durchschnitt genauso gesund wie die jüngerer Frauen. Das ist wissenschaftlich dokumentiert.

Muss ich als »späte Schwangere« eher mit einer Frühgeburt rechnen?

Eine Frühgeburt hat meist mehrere Ursachen, die sich gegenseitig verstärken. Es ist deshalb auch für Forscher schwierig, eine genaue Aussage über den Einzelfaktor Alter zu treffen. In manchen Studien kommen Frühgeburten bei Frauen ab 35 etwas häufiger vor. Es wurde aber nicht untersucht, ob zusätzliche Faktoren im Spiel waren. Hier werden alle Frauen undifferenziert über einen Kamm geschoren. Gesunde und ältere Erstgebärende haben gute Chancen, dass ihr Kind genau zur richtigen Zeit, also nach der 36. Woche, geboren wird. Interessant ist allerdings, dass Frauen in einer harmonischen Partnerschaft seltener eine Frühgeburt erleiden.

Was kann ich tun, damit mein Kind nicht zu früh zur Welt kommt?

Eine der Hauptursachen für Frühgeburten sind vaginale Infektionen und dadurch in die Gebärmutter aufsteigende Bakterien. Anhand der Messung des pH-Wertes kann Ihre Frauenärztin ein verändertes Scheidenmilieu feststellen. »BabyCare« ist ein vom Berufsverband Frauenärzte empfohlenes Vorsorgeprogramm (Adresse Seite 126). Auch Stress zählt zu den Hauptursachen für Frühgeburten. Deshalb sollten Sie Ihren beruflichen Alltag überprüfen. Wenn Bewegung, Entspannung und Ernährung stimmen, reduziert sich gleichzeitig das Risiko von Schwangerschafts-Diabetes und -Bluthochdruck. Beides kann ebenfalls zu Frühgeburten führen.

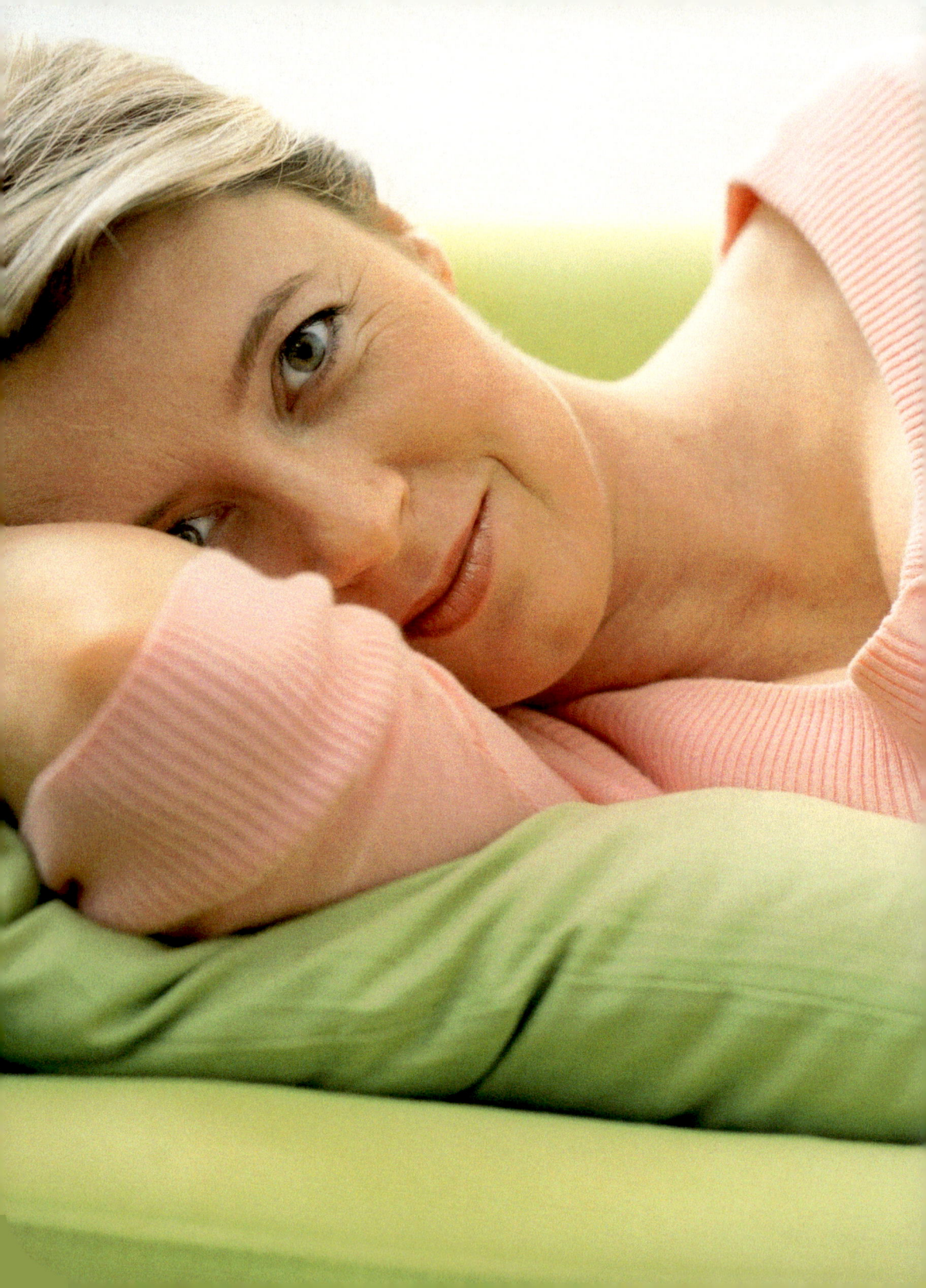

FÜR IHR KÖRPERLICHES WOHLBEFINDEN

Schwangerschaft ist keine Krankheit, auch nicht mit 35plus. Aber auf die »anderen Umstände« sollten Sie sich einstellen, um sie genießen zu können.

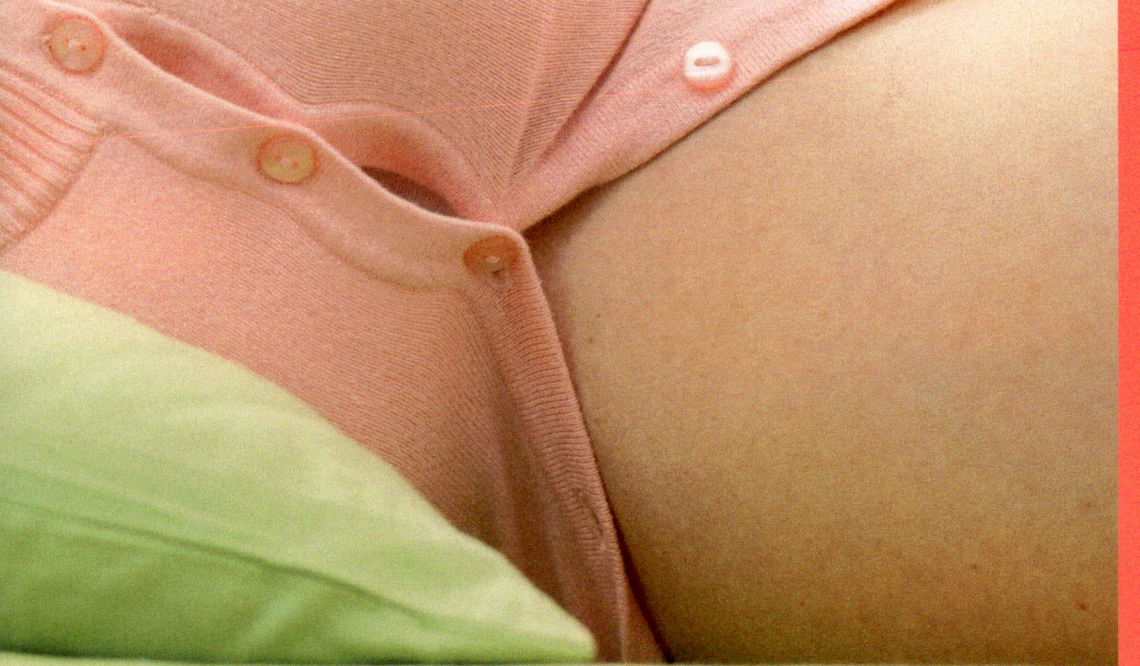

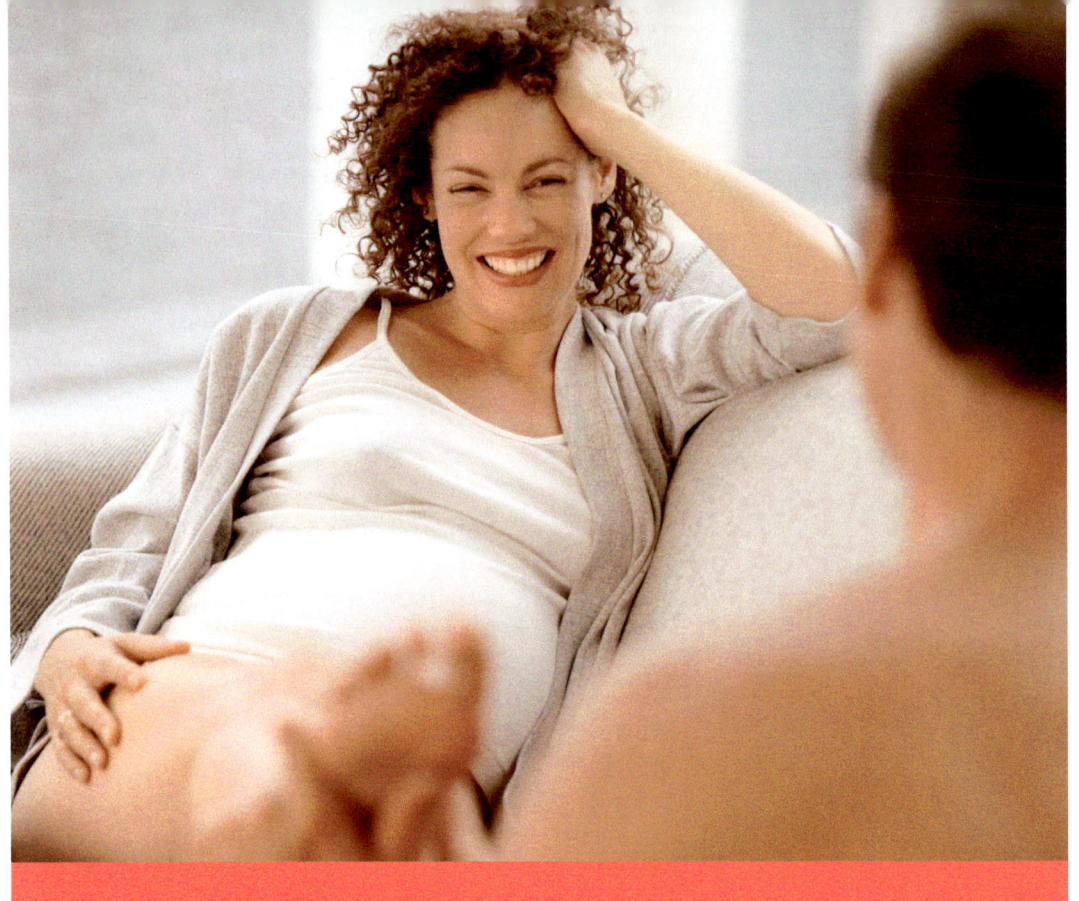

Typischen Beschwerden gezielt vorbeugen

Mit dem Wachstum des Babys treten häufig lästige Begleiterscheinungen wie Müdigkeit oder die morgendliche Übelkeit auf. Manchmal stellen sich auch größere Beschwerden wie Krampfadern, Inkontinenz oder Rückenschmerzen ein. Die Ursache des statistisch höheren Risikos für Frauen ab 35, an solchen typischen Schwangerschaftsbeschwerden zu leiden, liegt nicht in der späten Schwangerschaft an sich. Es gibt einfach häufiger bereits vorhandene Probleme, die sich während dieser Zeit verstärken können.

Ungesunde Lebensgewohnheiten und mangelnde Bewegung über Jahre hinweg zeigen unter den erschwerten Bedingungen der Schwangerschaft früher ihre Folgen. Statt sich jetzt jedoch sorgenvolle, quälende Gedanken zu machen, sollten Sie Ihre Energie besser für den aufmerksamen Umgang mit Ihrem Körper einsetzen, denn es besteht überhaupt kein Grund, an ein Horrorszenario mit dicken, blauen Krampfadern oder permanenter Verstopfung zu denken. Sehen Sie Beschwerden einfach als willkommenen Anlass, mit sich selbst Kontakt aufzunehmen. Das ist die beste Garantie, diese intensive und schöne Zeit der Schwangerschaft ohne Angst genießen zu können. Nutzen Sie deshalb Ihre Schwangerschaft als Jungbrunnen, einfach weil Sie möglicherweise erst jetzt beginnen, Ihren Körper gut und liebevoll zu umsorgen.

Lästige Begleiterscheinungen

In den ersten Monaten der Schwangerschaft empfinden die meisten Schwangeren unabhängig vom Alter eine bisher nicht gekannte, tiefe Müdigkeit, die es erschwert, wie gewohnt zu funktionieren. Zusätzlich müssen sehr viele mit quälender Übelkeit kämpfen, die in extremen Fällen bis zum Erbrechen führen kann. Da gerade Schwangere ab 35 die freudige Nachricht oft erst nach dem dritten Monat verkünden wollen, soll obendrein die Umwelt davon nichts mitbekommen. Normalerweise würden Sie sich in einer vergleichbaren Situation im Beruf für die Strategie »Zähne zusammenbeißen und durchhalten« entscheiden. Machen Sie aber nicht den Fehler, sich Ihre Tatkraft trotz Müdigkeit beweisen zu wollen. Im Gegenteil: Jetzt, da Sie schwanger sind, gilt es neue und sanftere Wege zu finden.

Matt und müde

Etwa drei Monate lang würden viele Frauen am liebsten Dornröschen sein und schlafen. Diesem Bedürfnis sollten Sie nachgeben, denn Ihr Körper vollbringt gerade Höchstleistungen. Versuchen Sie, so oft wie möglich eine Mütze voll Schlaf zu bekommen, auch wenn es nur für eine viertel Stunde ist – das gute alte Nickerchen oder neudeutsch: Powernapping. Das ist übrigens ein

ANNEHMEN HILFT
Unpässlichkeiten zu akzeptieren lohnt sich, denn spätestens bei der Geburt wird Ihnen das gute Dienste erweisen. Im Alltag mit Ihrem Kind übrigens auch, denn allein durch seine vehement geäußerten Bedürfnisse nach Nahrung, Ruhe, Liebe oder einer frischen Windel werden Sie viele Situationen erleben, in denen statt Hadern nur Annehmen weiterhilft.

gutes Training für die erste Zeit mit Baby, in der Sie nachts immer wieder stillen oder füttern werden. Am besten gehen Sie deshalb besonders im ersten und im letzten Drittel der Schwangerschaft regelmäßig früh ins Bett, denn nach den Erfahrungen von Hebammen brauchen viele Frauen über 35 tatsächlich etwas mehr Schlaf als jüngere. Sofern sie ihrem Schlafbedürfnis nachgeben, erholen sie sich jedoch auch gut und schnell. Vielleicht wurzelt Ihre Müdigkeit zum Teil auch in alten Lebensgewohnheiten, die Sie wegen Ihrer Schwangerschaft schon abgelegt haben, zum Beispiel überreichlichen Kaffeegenuss.

Auf Entzug?

Kaffee ist ein wahres Aufputschmittel. Gerade berufstätige Frauen nutzen das, denn Kaffee wird traditionellerweise bei Besprechungen oder in Pausen angeboten. Fragen Sie sich also, wie viel Kaffee, schwarzen oder grünen Tee Sie vor der Schwangerschaft täglich getrunken haben. Erlaubt sind für Sie noch eine bis maximal

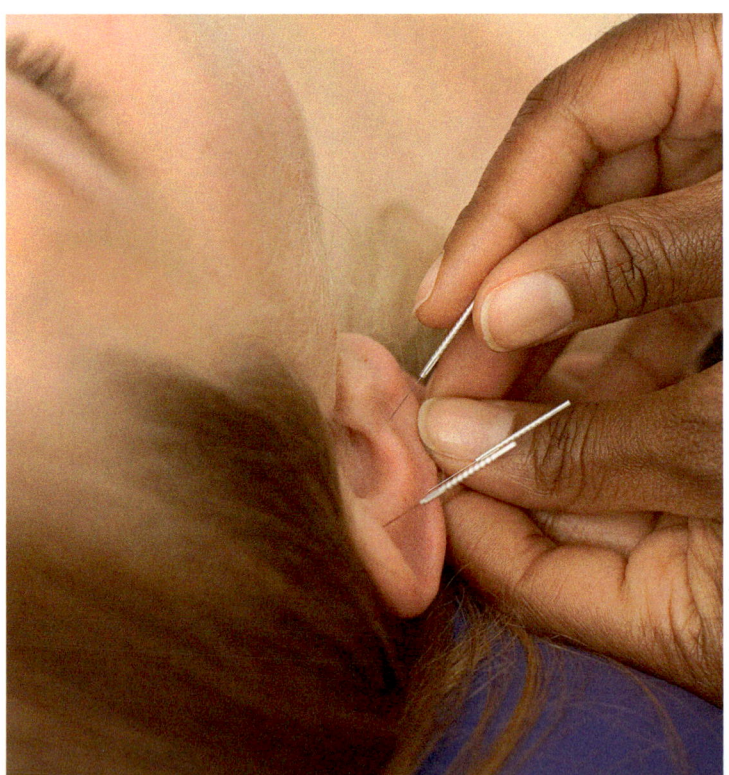

Ohr-Akupunktur hilft bei vielen Beschwerden. Wenn Sie schon in der frühen Schwangerschaft Kontakt zu einer Hebamme haben, kann diese die Akupunktur vornehmen.

zwei Tassen koffeinhaltiger Getränke, um dem Kind nicht zu schaden. Die meisten Frauen wissen das und verhalten sich entsprechend. Es ist deshalb gut möglich, dass Sie »auf Entzug« sind und Ihr Körper sich auf weniger Anregung durch Koffein umstellen muss. Wenn Sie sich (noch) nicht als Schwangere outen möchten, könnte eine homöopathische Behandlung den Grund dafür liefern, dass Sie derzeit keinen Kaffee trinken »dürfen«.

Oder eine Erklärung aus dem fernen Osten

Die westliche Medizin hat für das Phänomen, dass ein Teil der Frauen ab 35 während der Schwangerschaft mit mehr Erschöpfung zu kämpfen hat als jüngere Frauen, bislang keine schlüssige Antwort gefunden. Heilkundige der Traditionellen Chinesischen Medizin (TCM) dagegen wundern sich nicht darüber. Ihrer Ansicht nach nimmt die Nierenenergie (auch Uressenz genannt, da die Nieren laut TCM der Sitz der Lebensenergie sind) im Lauf der Jahre bei allen Menschen ab. Die noch zur Verfügung stehenden Reserven sind deshalb schneller verbraucht, und der dadurch bedingte Mangel führt rascher zu anhaltender Müdigkeit und Erschöpfung. Das ist aber kein Grund zur Verzweiflung, denn die chinesische Medizin bietet folgende auch bei uns bewährte Heilmethoden an, die Sie vorbeugend nutzen können:

> Akupunktur/Akupressur (bei Ihrer Hebamme nachfragen),
> aktive Bewegungsübungen (Qigong oder Yoga),
> heilende Ernährung (Seite 85).

Durch diese Behandlung können Energiedefizite gezielt ausgeglichen werden. Sie fühlen sich insgesamt entspannter, beweglicher und zugleich kräftiger. Eine optimale Vorbereitung auf die spätere Geburt.

Shiatsu aktiviert die Selbstheilungskräfte

Shiatsu ist eine aus Japan stammende Heilmassage. Entsprechend der wörtlichen Übersetzung »Fingerdruck« handelt es sich um eine Akupressur, die sich bei der Behandlung von Schwangerschaftsbeschwerden bestens bewährt hat. Shiatsu arbeitet mit der körpereigenen Energie, dem so genannten Qi (gesprochen: tschi),

SO STÄRKEN SIE IHRE NIERENENERGIE

> Halten Sie den unteren Rücken warm, auch im Sommer! Ein um die Hüfte gewickeltes Tuch kann Wunder wirken.
> Trinken Sie viel, das unterstützt die Nieren in ihrer Tätigkeit.
> Vermeiden Sie kalte Getränke und rohe, ungekochte Nahrungsmittel. Nehmen Sie stattdessen möglichst oft warmes Essen zu sich, etwa die bewährte selbst gekochte Hühnersuppe.
> Erlauben Sie sich gesundes Süßes. Wie wäre es mit einem warmen Milchreis mit Pflaumen- oder Apfelkompott?

das nach östlicher Vorstellung auf Leitbahnen im Körper fließt. Kann die Energie ungehindert strömen, fühlen wir uns wohl. Umgekehrt sind nach fernöstlicher Ansicht Schwangerschaftsbeschwerden ein Zeichen dafür, dass das Qi blockiert oder geschwächt ist. In einer Shiatsu-Sitzung werden diese Blockaden aufgespürt und so weit wie möglich gelöst. Der Körper erhält gezielte Impulse, um die Selbstheilungskräfte zu aktivieren.

Wataru Ohashi, ein international anerkannter Shiatsu-Therapeut und -Ausbilder, empfiehlt, den werdenden Vater für einfache Techniken mit einzubeziehen, die er leicht erlernen kann. Über den Wohlfühleffekt hinaus stärkt diese aktive Hilfe des Partners die gemeinsame Verantwortung für die Schwangerschaft. Ein guter Start in ein Leben zu dritt!

Übelkeit – ein kleines Übel

Übelkeit ist die zweite unerfreuliche Begleiterscheinung, die bei sehr vielen Schwangeren, unabhängig vom Alter, meist morgens und nur in den ersten drei Monaten auftritt. Das Frühstück im Bett hebt den Blutzuckerspiegel und mindert die Übelkeit. Und: Nehmen Sie mehrere kleine Mahlzeiten ein.

Um Ihr Kind müssen Sie sich glücklicherweise keine Sorgen machen, denn es bekommt in der Regel trotzdem alles, was für seine Entwicklung nötig ist. Manche Hebammen empfehlen auch die Akupunktur des Magenmeridians. Wenn Sie sehr unter Übelkeit leiden, wäre das zumindest ein Versuch. Fragen Sie im Zweifel Ihre Frauenärztin. Doch Übelkeit, Erbrechen und natürliche Abneigungen gegen das Rauchen oder das sonst so geliebte Glas Rotwein haben auch ihr Positives, denn sie bewahren Sie automatisch davor, im sensiblen ersten Drittel der Schwangerschaft zu viel Schädliches aufzunehmen.

GU-ERFOLGSTIPP

Ingwer ist Power pur! Auf dem Wochenmarkt, in Bioläden und in großen Supermärkten – heute gibt es fast überall frische Ingwerknollen zu kaufen. Achten Sie aber auf gute Qualität. Ingwer verleiht dem Essen eine frische, fruchtige Note. Er passt gut zu Suppen und wird in der modernen Küche auch zu Nachspeisen verarbeitet. Mit heißem Wasser wird Ingwer zum Tee oder im Sommer mit Honig zur Ingwerlimonade. Ingwer können Sie in vielfältigen Varianten verwenden. In der Traditionellen Chinesischen Medizin gilt Ingwer als Kraft spendendes Gewürz. Westliche Forscher konnten nachweisen, dass Ingwer tatsächlich gegen Übelkeit hilft. Haben Sie ab jetzt also immer eine kleine Knolle im Gemüsefach Ihres Kühlschranks.

Hämorrhoiden, Krampfadern & Co

In der Schwangerschaft schaltet der Körper auf Maximalversorgung. Dazu werden unter anderem die Gefäße erweitert. Fazit: Das Blut fließt langsamer und kann leider auch schwerer – um das Hindernis Gebärmutter herum – zum Herzen zurückgepumpt werden. Die Folge ist eine Stauung des venösen, also des verbrauchten Blutes in den Beinen und im Unterbauch. In Verbindung mit der Auflockerung des Gewebes durch das Schwangerschaftshormon Progesteron kann das zu Krampfadern an den Beinen, aber auch zu Hämorrhoiden im Intimbereich führen. Familiäre Veranlagung, Übergewicht oder langes Stehen erhöhen das Risiko für gestaute Gefäße und die seltene, aber gefürchtete Thrombose. Schwangere Frauen ab 35 sollen nach einigen Studien ein größeres Risiko für einen Gefäßverschluss durch einen Thrombus (Blutpfropf) haben. Hier ein Blick auf eine dieser Studien, damit Sie sich nicht vor einer Thrombose fürchten müssen: An der Duke University in Durham in den USA wurde für schwangere Frauen ab 35 ein Risiko ermittelt, das 38 Prozent höher sein soll als bei jüngeren Schwangeren. Wer aber genauer nachfragt, stellt fest, dass der Parameter »Alter« nur einer von vielen ist und dass sich die Wissenschaftler nicht bemüht haben, gesunde Frauen herauszufiltern, die – abgesehen von ihrem Alter – ohne Risiko sind. In den 38 Prozent verstecken sich also zahlreiche Frauen mit Vorerkrankungen, wodurch die Zahl der Thrombosen in die Höhe getrieben wird.

Krampfadern und Thrombose vorbeugen

Nicht alle Frauen, die schwanger und 35 oder älter sind, haben automatisch das gleiche Risiko für Krampfadern. Frauen, die schon vorher unter Krampfadern leiden, übergewichtig sind, sich berufsbedingt sehr wenig bewegen oder viel stehen oder eine familiäre Veranlagung zur Thrombose haben, sollten sich von ihrer Gynäkologin über das persönliche Risiko und geeignete Maßnahmen wie etwa Stützstrümpfe beraten lassen. Für alle anderen Frauen gelten nur die allgemeinen Empfehlungen, um Krampfadern und Thrombose vorzubeugen:

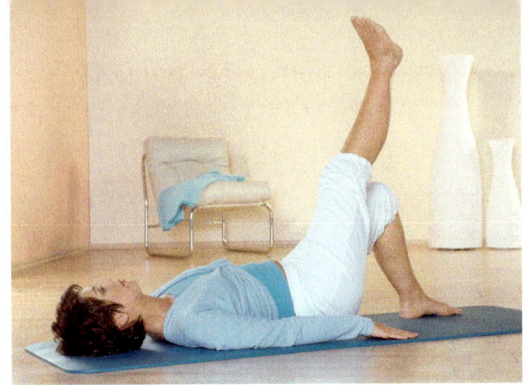
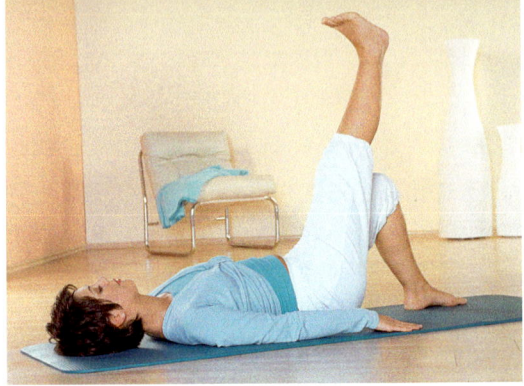

Diese Übung können Sie machen, solange Sie gut auf dem Rücken liegen können. Etwa ab dem 6. Monat führen Sie sie nur auf der Seite liegend oder im Stehen aus.

> Legen Sie so oft wie möglich die Füße hoch.
> Tragen Sie flache Schuhe.
> Schlagen Sie die Beine nicht übereinander.
> Duschen Sie Ihre Beine abwechselnd warm und kalt ab.
> Aktivieren Sie immer mal zwischendurch die Venenpumpe, wie in der folgenden Übung beschrieben.

Übung: Venenpumpe

> Legen Sie sich auf den Rücken, die Beine sind aufgestellt. Strecken Sie jetzt ein Bein locker in die Luft (links).
> Dann den Fuß etwa 12-mal abwechselnd anziehen und strecken. Anschließend ebenso oft in beide Richtungen kreisen lassen.
> Ziehen Sie nun die Fußspitze so weit wie möglich an und halten Sie die Dehnung drei Atemzüge lang (rechts).
> Schütteln Sie das Bein abschließend locker aus und üben Sie dann mit dem anderen Bein.

Variante: Sobald Sie nicht mehr auf dem Rücken liegen können, machen Sie eine ähnliche Übung im Stehen:

> Stellen Sie sich auf die Zehen oder auf den vorderen Fuß. Drücken Sie sich mit den Füßen im Wechsel hoch und kommen Sie wieder auf den Boden zurück.

Die Anspannung der Wadenmuskeln presst das verbrauchte Blut aus den Venen zum Herzen hin, sodass sich kein Blut mehr stauen kann.

Verstopfung und Hämorrhoiden vermeiden

Zusätzlich zur Stauung der venösen Gefäße verlangsamt sich während der Schwangerschaft die Darmbewegung. Dadurch bleibt die Nahrung länger im Bauch. Gase und ein geblähter Bauch sind die

Folgen. Aber es kann auch zu einer lästigen, anhaltenden Verstopfung kommen. Wenn nun bei jedem Stuhlgang gepresst wird, drücken sich irgendwann die ringförmigen Gefäße um den Darmausgang heraus und machen sich als Hämorrhoiden bemerkbar. Sie spüren das daran, dass der Po juckt und schmerzt, oder sehen kleine Blutspuren am Toilettenpapier. Frauen über 35 haben nicht selten – manchmal noch unbemerkt – schon Hämorrhoiden, wenn sie in die Schwangerschaft starten. Denn Hämorrhoiden sind weit verbreitet. Unser Lebensstil – wenig Bewegung und viel Fastfood – sowie zu viele Kilos auf der Waage begünstigen ihre Entstehung. Es ist deshalb sinnvoll, in jedem Fall vorzubeugen. Die wichtigsten Maßnahmen sind, viel zu trinken und sich gesund zu ernähren. Denn Flüssigkeit und Ballaststoffe, die in Obst und Gemüse enthalten sind, erleichtern die Verdauung, und der Stuhlgang wird weicher. Schädliches Pressen wird dadurch überflüssig.

Wenn Sie schon Probleme haben, dann helfen Sitzbäder mit Eichenrinde (in synthetischer Form als Pulver erhältlich) oder kühlende Umschläge mit Salbe am Darmausgang. Nehmen Sie dazu eine Kompresse oder ein sauberes Tuch, wickeln Sie klein gestampfte Eiswürfel ein und geben Sie außen etwas Hämorrhoidensalbe aus der Apotheke darauf. Das hilft gegen den akuten Schmerz. Langfristig sollten Sie auf folgende Hygieneregeln achten:

> Cremen Sie (zum Beispiel mit Vaseline) vor und nach dem Stuhlgang den Anusbereich ein.
> Reinigen Sie besser feucht als mit trockenem Papier.
  Achtung: Manche Fertigprodukte enthalten Zusatzstoffe, die die Haut reizen können. Einfaches Wasser ist deshalb am besten. Da Hämorrhoiden immer mit einer Schwäche des Bindegewebes zu tun haben, gehört zur guten Vorbeugung, den Beckenboden kontinuierlich zu trainieren (Übungen Seite 84). Denn dieser unterstützt auch den Darmschließmuskel.

WEIT VERBREITET: HÄMORRHOIDEN

Hämorrhoiden können unterschiedlich schwer ausgeprägt sein. Im Anfangsstadium bleiben sie oft unbemerkt, sind dann aber noch am leichtesten zu behandeln. Beugen Sie deshalb vor!

> Grad 1: Eine leichte Vorwölbung, die äußerlich nicht sichtbar ist.
> Grad 2: Die Vorwölbung stülpt sich nach außen, rutscht aber von selbst zurück.
> Grad 3: Die Vorwölbung bleibt außen, kann aber zurückgedrückt werden.
> Grad 4: Die knotigen Vorwölbungen sind dauerhaft außen tastbar.

Keine Chance der Inkontinenz

Viele Frauen merken bereits an geringsten körperlichen Veränderungen, dass sie schwanger sind. Das Gefühl, häufig zur Toilette zu müssen, gehört dazu. In den ersten drei Monaten sind die Hormone daran schuld. Gegen Ende der Schwangerschaft drückt die wachsende Gebärmutter auf die Harnblase, sodass schon geringe Mengen Urin das Gefühl »Ich muss mal« auslösen. Manchmal geht dabei ein Tropfen Urin daneben. Viele Schwangere ab 35 denken schon beim kleinsten Malheur voller Panik an alte Frauen mit gut gepolsterten Unterhosen. Aber erst wenn Lachen, schweres Heben oder Husten das ungewollte Urinlassen auslösen, spricht man medizinisch von einer Belastungsinkontinenz (Grad A). Die Harnröhre hält dem kurzzeitig erhöhten Druck im Bauch nicht mehr stand und öffnet sich. In der Schwangerschaft ist das – unabhängig vom Alter – nicht weiter erstaunlich, denn der Druck auf die Harnröhre ist durch das Kind höher als sonst. Normalerweise fängt ein straffer, gut trainierter Beckenboden diesen Druck ab und unterstützt den Schließmuskel der Harnröhre. Leider entdecken viele Frauen diesen geheimen und auch aufregenden Muskel im Becken erst sehr spät, nämlich bei der Rückbildungsgymnastik nach der Schwangerschaft. Betrachten Sie deshalb eine leichte Inkontinenz während der Schwangerschaft einfach als Aufforderung, Ihren Beckenboden wahrzunehmen. Im Sinne der so genannten »Sexercises« haben Sie die Chance, mehr über die Muskeln zu erfahren, die auch für das Liebesleben wichtig sind.

Es ist kein Wunder, dass in Erotikshops verschiedenste Kugeln und Kegel verkauft werden, die in ähnlicher Form – nach Schwangerschaft und Stillzeit – vom Arzt bei Inkontinenz zur Stärkung des Beckenbodens verordnet werden!

RISIKOFAKTOREN FÜR INKONTINENZ

Verschiedene Studien aus Großbritannien und Australien haben das Lebensalter der Schwangeren etwas genauer untersucht und fanden Folgendes heraus: Der wichtigste Risikofaktor für eine Inkontinenz nach der Geburt ist nicht – wie oft behauptet – das Alter der Schwangeren, sondern ob sie schon vor der Schwangerschaft Beschwerden hatte! Passend zu diesem Ergebnis stellten Forscher der Harvard Medical School in den USA fest, dass 43 Prozent aller Frauen zwischen 37 und 54 Jahren von Inkontinenz betroffen sind. Verstärkende Faktoren sind Lebensalter, Gewicht, Rauchen und Diabetes Typ 2. An der Anzahl Ihrer Jahre können Sie nichts ändern, aber an den meisten anderen Risikofaktoren schon.

Ein paar einfache Übungen, für die Sie keine Kugeln oder Kegel brauchen, finden Sie auf der nächsten Seite.

Die lustvolle Kraft aus dem Beckenboden

Da es zu den Aufgaben des Beckenbodens zählt, die inneren Organe zu stützen und die Wirbelsäule aufzurichten, ist ein frühzeitiges Training des Beckenbodens sehr wichtig, ganz unabhängig von einer Schwangerschaft. Je mehr ein solches Training vernächlässigt wurde, desto deutlicher macht sich das in der Schwangerschaft bemerkbar. Und da zählen dann auch die Jahre.

Nur selten wissen Schwangere, dass Hämorrhoiden, Inkontinenz und Rückenschmerzen miteinander zu tun haben. Das verbindende Element ist der Beckenboden. Diese Muskulatur soll das gesamte Becken mit seinen Organen und dem unteren Rücken in eine stabile Position bringen. Harnblasen- und Darmausgang sind von der Muskulatur so umschlungen, dass ihre Mechanik gut funktioniert, solange die Muskeln ausreichend kräftig sind.

Wenn Sie sich für ein extra Übungsprogramm keine Zeit nehmen wollen, dann achten Sie auf jeden Fall im Alltag oder auch beim Training der Rückenmuskulatur (Seite 97) darauf, den Beckenboden vor einer Bewegung anzuspannen. Zum Beispiel dann, wenn Sie einen Wäschekorb oder Akten aus der Hocke hochheben wollen: Erst anspannen, und dann mit dieser Kraft mit geradem Rücken aufstehen. Sie werden merken, wie viel leichter es sich anfühlt, eine Bewegung mit aktiviertem Beckenboden auszuführen. Je dicker der Bauch wird, desto mehr können Sie von dieser Kraft aus der Basis profitieren. Doch auch hier gibt es ein Zuviel des Guten: Wer den Beckenboden fühlen und auch in Bewegung anspannen kann, sollte sich mit diesem Level während der Schwangerschaft zufriedengeben. Denn übermäßiges Training könnte Wehen auslösen.

Neben dem Training des Beckenbodens sollten Sie versuchen, Ihr Gewicht im Blick zu halten. Denn Übergewicht bedeutet auch für den Beckenboden eine zusätzliche Last und gilt deshalb als ein hoher Risikofaktor für zahlreiche Schwangerschaftsbeschwerden und -erkrankungen wie Inkontinenz und Hämorrhoiden.

TIPP

Ihr Körper kann bis zur Menopause mangelndes Training des Beckenbodens kompensieren, sodass die Blase auch nach der Schwangerschaft weiterhin gut funktioniert. Durch hormonelle Veränderungen um die 50 kommt es aber zu einer zusätzlichen Schwächung der Muskulatur im Bereich der Blase. Diese so genannten Senkungsbeschwerden begünstigen eine Inkontinenz.
Also: Den Beckenboden rechtzeitig trainieren!

Die Muskulatur Ihres Beckenbodens können Sie spüren, aber nicht sehen: äußere Schicht im Bild oben, mittlere Schicht Mitte, innere Schicht unten.

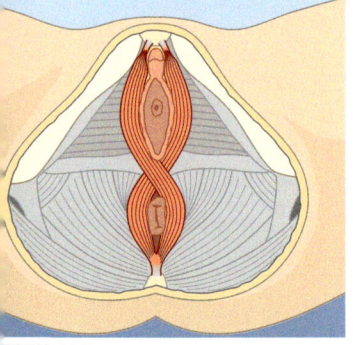

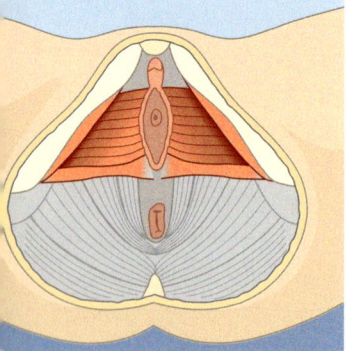

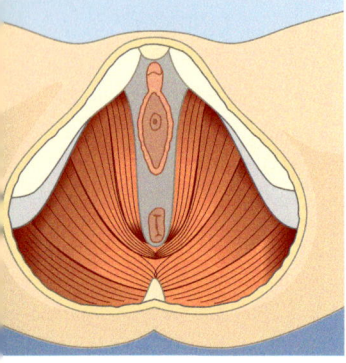

Nehmen Sie also den lustvollen, sinnlichen und zugleich sinnvollen Kontakt mit Ihrem Beckenboden auf:

Übung 1: Erster Kontakt (äußere Muskelschicht)

> Legen Sie eine Hand auf Ihren Damm. Das ist die Zone zwischen Scheidenausgang und After. Schauen Sie ganz ernst, und runzeln Sie dabei die Augenbrauen. Spüren Sie eine leichte Spannung am Damm?
> Versuchen Sie jetzt, den Damm und die Scheide durch innere Muskelkraft immer wieder zart »anzuticken« und zu lösen, ebenso die Augenbrauen. Oberschenkel und Po bleiben dabei entspannt.

Für den Anfang reicht diese Übung völlig aus.

Übung 2: Kraftvoll sitzen (mittlere Muskelschicht)

> Setzen Sie sich auf die Kante eines Stuhles. Schieben Sie nun rechts und links eine Hand unter den Po. Dort, wo es knochighart wird, befinden sich die Sitzbeine (auch Sitzhöcker genannt). Die Hände sind nur eine Hilfe, um die Bewegung der Sitzbeine besser zu fühlen. Natürlich dürfen Sie auch ohne Hände üben. Spannen Sie wie in der oberen Übung den Damm an.
> Versuchen Sie im zweiten Schritt, die beiden Sitzbeinknochen zusammenzuziehen. Durch diese Spannung wird die Wirbelsäule aus dem Becken heraus aufgerichtet.

Anfangs sollten Sie die Spannung nur für einige Sekunden halten, lösen und wieder aufbauen. Mit der Zeit – und vor allem nach der Schwangerschaft – dürfen Sie auch länger anspannen.

Übung 3: Für Geübte (innere Muskelschicht)

> Wenn Sie den Beckenboden wie in Übung 1 und 2 angespannt haben, stellen Sie sich vor, dass er noch weiter nach innen hochgezogen wird. Denken Sie dabei an einen Aufzug, das hilft.

Am besten trainieren Sie die innerste Muskelschicht des Beckenbodens unter fachlicher Anleitung, in der Geburtsvorbereitung oder spätestens in der Rückbildungsgymnastik.

Die Eckpfeiler für Ihre Gesundheit

Sinnvolle Ernährung und ausreichende Bewegung sind während der Schwangerschaft sehr wichtig. Häufig gestellte Fragen zur schnellen Orientierung.

Ich habe große Lust auf Süßes. Was kann ich tun?

Viele Frauen berichten, dass sie ab Beginn der Schwangerschaft hemmungslos Süßigkeiten essen. Ein richtiger Heißhunger, wie wir aus westlicher Sicht denken! Heilkundige der Traditionellen Chinesischen Medizin wissen, dass Essen mit süßem Geschmack eine wichtige, erdende Wirkung hat. Das Bedürfnis ist also in Ordnung, aber verzichten Sie auf klassische Süßwaren aus synthetischem Zucker. Nutzen Sie besser die natürliche Süße folgender Nahrungsmittel: alle Getreidesorten wie Hirse, Hafer, Reis zusammen mit Trockenfrüchten und Nüssen; Gemüse wie Möhren, Fenchel, Kürbis, grüne Bohnen mit Hülsenfrüchten. Ein Teelöffel Honig darf hinzugefügt werden.

Was empfehlen Sie bei Verdauungsbeschwerden?

Da hilft ein warmes Frühstück: Schmelzen Sie etwas Butter und rösten Sie darin Haferflocken. Dann klein geschnittenes Obst (beispielsweise Äpfel oder Birnen), Rosinen, Nüsse und immer wieder einen Schluck heißes Wasser hinzufügen. Eine Prise Salz, Zimtpulver und nach Geschmack etwas frisch geriebenen Ingwer einrühren. Wenn Sie es gern süßer haben: süßeres Obst verwenden, Vanille mitkochen oder Honig unterrühren. Wichtig: etwa 10 Minuten nachquellen lassen. Das erhöht die Bekömmlichkeit.

Darf ich bei schwangerschaftsbedingten Erkrankungen Sport treiben?

Auch wenn Sie gern Sport treiben, sollten Sie ihn bei einer schwangerschaftsbedingten Erkrankung nur dann fortführen, wenn Sie mit Ihrer Frauenärztin oder einem behandelnden Experten Rücksprache genommen haben. Grundsätzlich gilt: Eine maßvolle Bewegung ist immer sinnvoll. Aber legen Sie eine Pause ein, wenn der Bauch hart wird. Eine amerikanische Studie an über 20 000 Frauen ergab, dass diejenigen, die sich im Alltag viel bewegen, ein 23 Prozent geringeres Risiko an schwangerschaftsbedingtem Diabetes haben als diejenigen, die sich als Bewegungsmuffel in der niedrigsten Stufe einordnen.

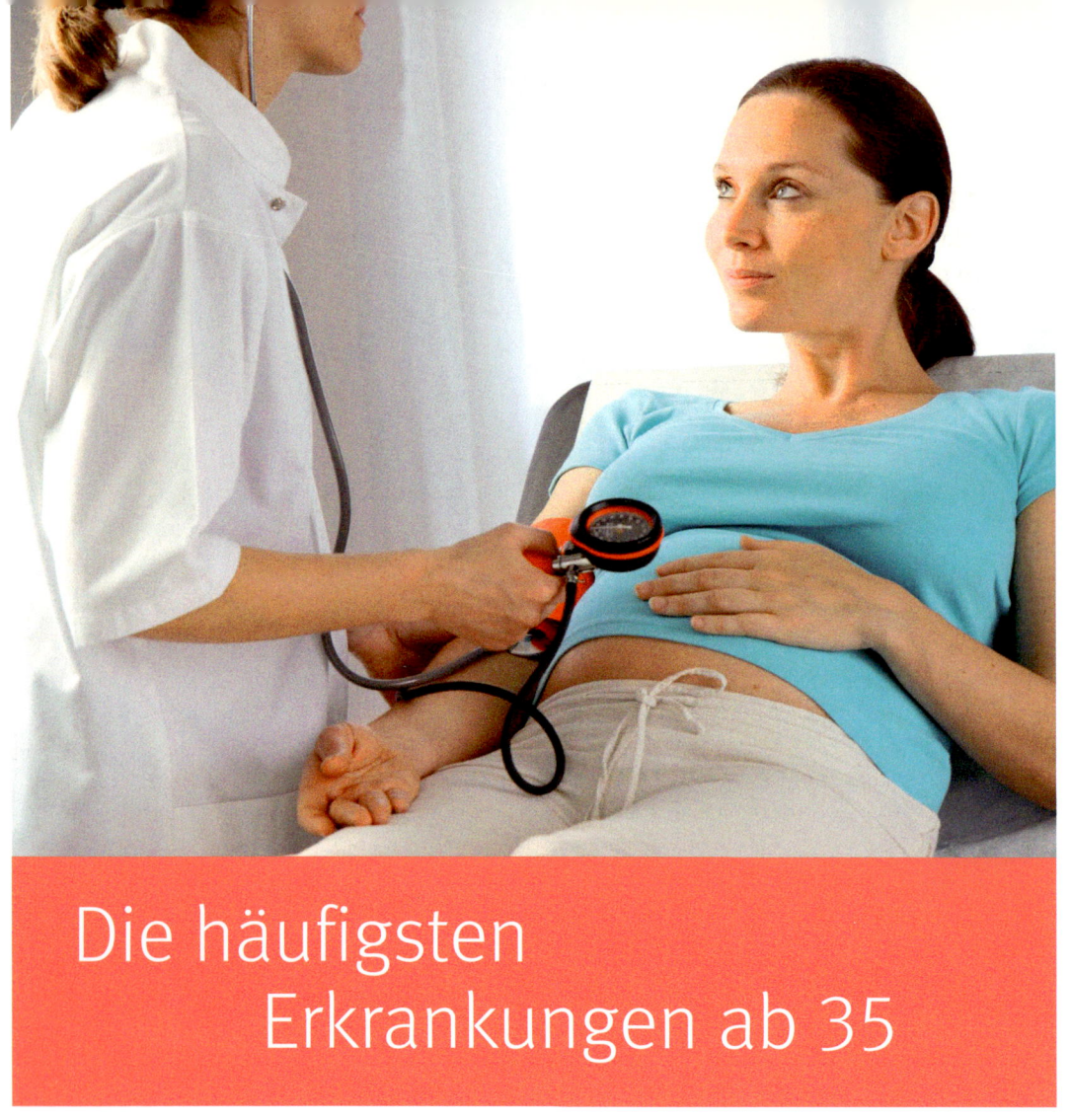

Die häufigsten
Erkrankungen ab 35

Schwanger sein erfordert vom Körper immer, sich vorübergehend auf einen neuen Zustand einzustellen. Mit Ihrem Alter hat das zunächst gar nichts zu tun. Vielmehr startet ein Teil der Frauen über 35 schon mit manchen Schwierigkeiten, die sich in der Schwangerschaft allerdings verstärken können. Dazu gehören ein erhöhter Blutdruck und erhöhte Blutzuckerwerte. Doch bleiben Sie guter Hoffnung: Es ist insgesamt nur ein kleiner Teil aller Schwangeren von diesen Erkrankungen betroffen.

Unter Druck bei Bluthochdruck

Blutdruckwerte über 140/90 mmHg sind auffällig und sprechen für einen schwangerschaftsbedingten Bluthochdruck, den die betroffenen Frauen meist gar nicht spüren. Erst bei der Vorsorge fallen durch die gezielten Messungen die erhöhten Blutdruckwerte auf. Die Ursachen konnten bisher noch nicht eindeutig geklärt werden. Vermutlich sorgen Schäden an der inneren Schleimhaut der Gebärmutter nach Fehlgeburten oder Entzündungen dafür, dass die Durchblutung der Plazenta sinkt. Der mütterliche Blutdruck versucht entgegenzuwirken und steigt deshalb an.

Darüber hinaus gibt es neuere Hinweise, dass auch eine gestörte Immunabwehr oder Blutgerinnung der Grund für die Erkrankung sein könnten.

Die Folgen eines zu hohen Blutdrucks

Kommt es durch den erhöhten Druck zu Schäden an den Nierengefäßen und es werden Eiweiße ausgeschieden, sprechen Mediziner von einer Präeklampsie, die aber dank moderner Geburtshilfe heute wesentlich seltener auftritt. Dazu können auch Wasseransammlungen besonders an den Händen und im Gesicht gehören, die eine deutliche Gewichtszunahme von über 500 Gramm pro Woche bewirken. Geschwollene Füße am Ende des Tages sind im letzten Teil der Schwangerschaft dagegen normal. Unbehandelt oder unerkannt kann dieser erhöhte Blutdruck mit Ödemen zu einem Krampfanfall – der so genannten Eklampsie – führen. Alarmzeichen für eine drohende Eklampsie sind

> zunehmende Kopfschmerzen,
> Schwindel und innere Unruhe,
> Sehstörungen (zum Beispiel Flimmern),
> Oberbauchschmerzen und
> Übelkeit.

**ZUR SICHERHEIT:
DIE DOPPLERUNTERSUCHUNG**

Nach neusten Erkenntnissen scheint es sinnvoll zu sein, wenn ältere Schwangere in der 22. bis 24. Woche zusätzlich eine Dopplleruntersuchung machen lassen. Risikopatientinnen, etwa solche mit gestörter Funktion der Plazenta, können dadurch rechtzeitig entdeckt und besser überwacht werden. Bei dieser Art des Ultraschalls wird der Blutfluss in der Plazenta als farbiges Signal sichtbar gemacht. Sprechen Sie mit Ihrer Frauenärztin und mit Ihrer Hebamme darüber.

Rufen Sie bei einem dieser Symptome Ihre Hebamme oder Frauenärztin an und fragen Sie um Rat! Vermeiden Sie Aufregung, grelles Licht und Fernsehen!

So kommen Sie dem Druck zuvor

> Ernähren Sie sich gesund (Seite 99), denn auch ein Nährstoffmangel kann die Ursache für erhöhten Blutdruck sein! Besonders empfehlenswert sind gekochtes Gemüse und gekochtes Obst der Jahreszeit. Auf salzarme Kost umzustellen und entwässernde Tees zu trinken gilt dagegen inzwischen als veraltet. Hebammen raten heute jedoch, Reis statt Kartoffeln zu essen und auf eiweißreiche Nahrung zu achten.
> Vermeiden Sie, sich selbst unter Druck zu setzen. Reduzieren Sie Ihre Ansprüche und seien Sie etwas weniger perfekt. Die Wohnung zu renovieren, Projekte selbst zu beenden oder gar zu heiraten ist jetzt vielleicht nicht das Richtige für Sie.

Ist der Blutdruck schon erhöht?

Dann wird Ihre Frauenärztin Sie entsprechend öfter kontrollieren und je nach Schwere der Erkrankung medikamentös behandeln. Folgendes können Sie ergänzend selbst tun:

> Schonen Sie sich. Unternehmen Sie jetzt keine körperlichen Anstrengungen mehr! Im Zweifel verschreibt Ihnen Ihre Frauenärztin sogar eine Haushaltshilfe.
> Fragen Sie Ihre Hebamme nach homöopathischen Mitteln.
> Testen Sie, ob Ihnen der Duft von Lavendel oder Ylang-Ylang in der Duftlampe angenehm ist. Er senkt den Blutdruck.

Wenn der Blutzucker aus der Norm fällt

Durch den anderen Umstand der Schwangerschaft verändert sich Ihr Stoffwechsel: Sie brauchen jetzt zwei- bis dreimal so viel Insulin – ein körpereigenes Hormon der Bauchspeicheldrüse –, um den erhöhten Blutzuckerspiegel wieder auf ein gesundes Maß zu senken. Allerdings wirkt Insulin in der Schwangerschaft schwächer. Diese normale Insulin-Resistenz führt dazu, dass mehr davon produziert werden muss. Bei zirka 10 bis 15 Prozent aller

Schwangeren kann dieser erhöhte Bedarf nicht mehr selbst gedeckt werden. Wenn das der Fall ist, dann liegt ein schwangerschaftsbedingter (Gestations-)Diabetes vor, das heißt, der Blutzuckerspiegel ist krankhaft erhöht. Das Kind ist automatisch mit betroffen und stellt – ebenso wie die Mutter – ein höheres Maß an Insulin bereit. Dadurch wächst es mehr als normal.

Achten Sie bei Schwangerschaftsdiabetes darauf, wie viele Kohlenhydrate Sie zu sich nehmen. Dazu zählen Lebensmittel wie Brot, Nudeln, Kartoffeln und Reis, die den Blutzuckerspiegel aus dem Gleichgewicht bringen. Zum Sattwerden eignen sich besonders eiweißhaltige Lebensmittel wie Käse, Quark, Eier und gelegentlich auch etwas Fleisch oder Fisch.

Behandlung erforderlich

Wird der erhöhte Blutzucker nicht gesenkt, sind ernste Komplikationen für Mutter und Kind zu erwarten. Frauen ab 35 haben ein höheres Risiko, einen schwangerschaftsbedingten Diabetes zu entwickeln als jüngere. Diese Form des Diabetes hat jedoch nichts mit dem Altersdiabetes zu tun, den Sie möglicherweise kennen. In der Regel tritt der schwangerschaftsbedingte Diabetes nach der Halbzeit auf, denn dann verschlechtert sich die Wirkung von Insulin noch einmal deutlich. Nach der Geburt reguliert sich der falsche Stoffwechsel fast immer wieder von selbst. Nach

Die eingeschränkte Glukosetoleranz – eine Vorstufe des Schwangerschaftsdiabetes – wird mit dem Urintest nicht ausreichend erfasst.

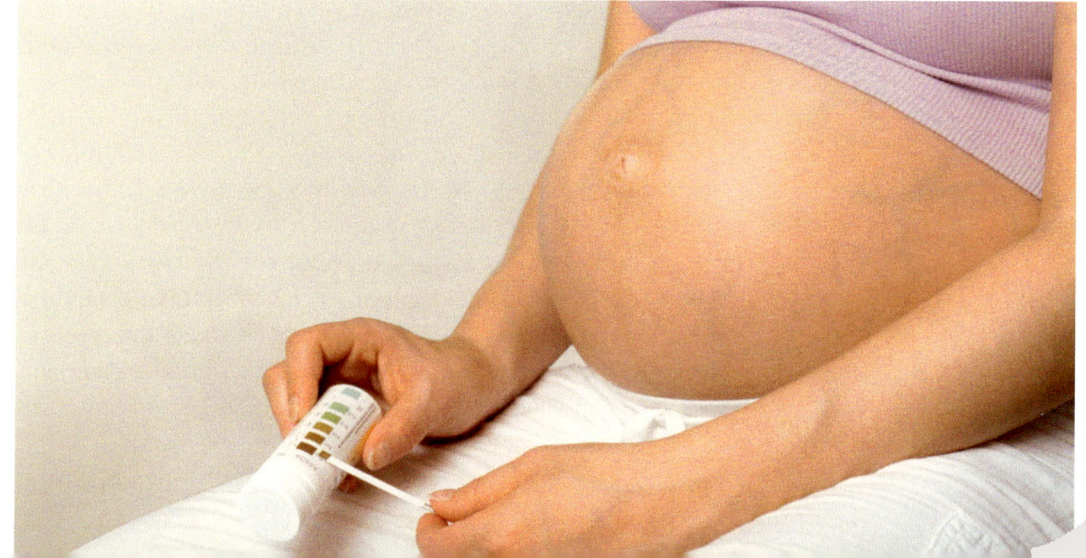

Empfehlungen der Deutschen Diabetes-Gesellschaft in Bochum sollten alle Schwangeren, nicht nur die ab 35, in der 24. bis 28. Woche zwangsläufig bei ihrer Frauenärztin einen Kurztest machen lassen. Denn die meisten Frauen merken die Veränderung nicht einmal, geschweige denn haben Beschwerden. Nur selten gibt es erste Hinweise: starker Durst, vermehrtes Wasserlassen oder häufige und hartnäckige Pilzinfektionen in der Scheide.

Bei dem Kurztest trinken Sie 50 Gramm unangenehm süßen, in Wasser aufgelösten Traubenzucker. Nach einer Stunde wird ein Tropfen Blut aus dem Finger abgenommen. Der darin nachweisbare Blutzucker sollte unter 140mg/dl liegen. Ist das nicht der Fall, wird ein Termin für einen so genannten Glukosetoleranz-Test (oGTT) vereinbart.

TIPP: Den Blutzuckerspiegel gezielt bestimmen lassen

Frauen ab 35 sollten sich hinsichtlich Zucker nicht allein auf den Urintest verlassen. Gynäkologische und diabetologische Fachgesellschaften beklagen, dass er nur wenig zuverlässig ist. Lediglich in einem von 30 Fällen wird der schwangerschaftsbedingte Diabetes erkannt. Erst durch die gezielte Bestimmung des Zuckerspiegels im Blut kann eine Diagnose gestellt werden. Diesen Test muss die Frauenärztin anordnen.

Der oGTT-Test

Bei diesem Test kommt erst einmal jede Menge Wartezeit auf Sie zu, in der Sie stillsitzen dürfen. Nehmen Sie sich deshalb ein schönes dickes Buch mit! Sie gehen nüchtern zu Ihrer Frauenärztin, dort wird umgehend der erste Blutwert bestimmt. Ist dieser deutlich zu hoch, steht die Diagnose fest, und der Test ist beendet. Aber die Grenzen von der normalen zur krankhaften Verarbeitung von Zucker sind in der Schwangerschaft fließend. Deshalb wird der Test bei den meisten Frauen erweitert. Dabei trinken Sie eine höhere Dosis aufgelösten Traubenzucker als beim Kurztest. Nach einer und noch einmal nach einer weiteren Stunde wird Ihnen Blut abgenommen. Wenn zwei der insgesamt drei Zuckerwerte – nüchtern, mit Traubenzuckerlösung nach einer und nach zwei Stunden – über der entsprechenden Grenze liegen, steht die Diagnose Schwangerschaftsdiabetes fest. Ist nur einer der drei Werte auffällig, sprechen Ärzte von einer eingeschränkten Glukosetoleranz. In diesem Fall wird der Test zwei Wochen später wiederholt.

Nutzen Sie die Zeit bis zum Ergebnis

Bis zur endgültigen Entwarnung sollten Sie sich an Empfehlungen wie beim Diabetes halten. Sie machen damit auch dann nichts falsch, wenn das letzte Ergebnis negativ ist, Sie also keinen schwangerschaftsbedingten Diabetes haben:

> Stellen Sie Ihre Ernährung um. Dringend angesagt ist gesund und vollwertig, fett- und zuckerarm. Halten Sie Maß und beschränken Sie sich auf 2000 bis 2300 Kalorien pro Tag, die Sie am besten auf fünf bis sechs kleine Mahlzeiten verteilen. Mehr zur Ernährung erfahren Sie im Abschnitt »So essen Sie (sich) gesund« (ab Seite 99).

> Kommen Sie spätestens jetzt in Bewegung (ab Seite 93). Denn regelmäßige körperliche Aktivität senkt den Blutzucker – und zwar ohne Medikamente.

Die gute Nachricht: Bei 80 Prozent der Frauen mit einem Schwangerschaftsdiabetes sind diese beiden Maßnahmen ausreichend. Bei den restlichen 20 Prozent der Schwangeren muss bis zur Geburt – danach aber nicht mehr – zusätzlich Insulin gespritzt werden. Lassen Sie sich dabei von einem Spezialisten, dem Diabetologen, beraten, und wählen Sie zur Sicherheit für die Geburt eine Klinik, die über eine gute ärztliche Versorgung auch für Neugeborene verfügt. Entsprechende Adressen bekommen Sie von Ihrer Frauenärztin.

Beste Chancen bei rechtzeitiger Diagnose

Nur ein unbehandelter Schwangerschaftsdiabetes bedeutet für Sie und Ihr Kind eine Gefahr. Liegt der Blutzuckerwert wieder im grünen Bereich, sind keine Komplikationen zu erwarten. Deshalb ist es auch so wichtig, rechtzeitig Bescheid zu wissen. Noch gibt es keinen offiziellen Standard, bei wem und wie oft ein Blutzuckertest nötig ist. Besprechen Sie mit Ihrer Frauenärztin und/oder Hebamme, ob der Kurztest (Seite 90) eventuell in der 32. bis 34. Woche wiederholt werden soll. Das ist beispielsweise dann sinnvoll, wenn weitere Risikofaktoren wie Übergewicht, Bluthochdruck, frühere Fehlgeburten oder Diabetes in der Familie vorhanden sind.

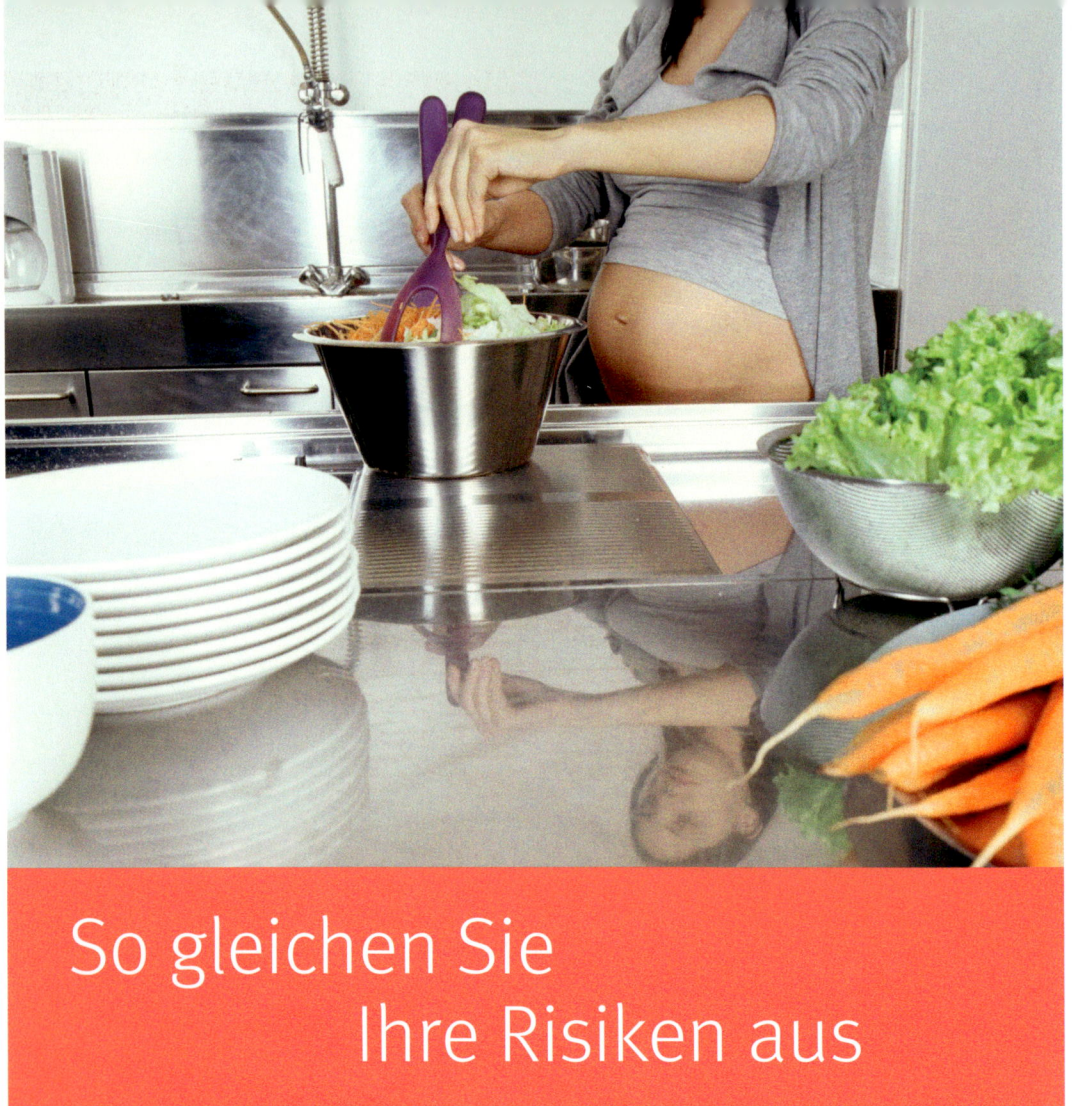

So gleichen Sie
Ihre Risiken aus

Bewegung und Ernährung sind für Schwangere ab 35 *die* Chance, gesund zu bleiben. Sie haben zwar – statistisch gesehen – ein höheres Risiko für Erkrankungen wie Bluthochdruck oder unerfreuliche Begleiterscheinungen wie Rückenschmerzen. Doch wer regelmäßig zur Vorsorge geht und auf sich achtet, darf die neun besonderen Monate mit Kind im Bauch beruhigt genießen. Packen Sie deshalb die Gelegenheit beim Schopf und setzen Sie auf ein gesundes Leben. Wie, das lesen Sie auf den nächsten Seiten.

Kommen Sie in Bewegung

Die Deutsche Sporthochschule Köln hat durch eine Befragung herausgefunden, dass sich 76 Prozent aller Frauen während ihrer Schwangerschaft weniger und seltener sportlich betätigen als vor ihrer Schwangerschaft. Dafür gibt es überhaupt keinen medizinischen Grund, vorausgesetzt, es treten keine Komplikationen auf. Hier steht oft Unwissenheit im Vordergrund, wie viel und welcher Sport erlaubt ist, ohne dem Kind zu schaden. Frauen ab 35 bewegt diese Sorge anders als jüngere Schwangere. Aber es gibt klare Vorgaben, die zur Orientierung dienen: Das Entscheidende ist, wie viel Sie sich vor der Schwangerschaft bewegt haben. Wer gut trainiert ist, kann weiterhin Sport treiben. Wer vorher nicht sportlich aktiv war, für den sind Radfahren oder Schwimmen völlig ausreichend, um sich in Form zu halten oder zu bringen.

Leicht eingeschränkt

Im zweiten und dritten Drittel ihrer Schwangerschaft werden die meisten Frauen von selbst einen Gang zurückschalten, denn durch den wachsenden Bauch wird die Beweglichkeit mehr und mehr eingeschränkt. Aber auch im ersten Drittel merken Sie bereits, wie sich Ihr Körper – unabhängig davon, wie alt und wie trainiert Sie sind – verändert. Zum Beispiel ist der Herzschlag grundsätzlich beschleunigt und der Sauerstoffbedarf erhöht. Sie kommen also schneller außer Puste. Außerdem steigt der Blutzuckerspiegel an und dadurch auch das gegenregulierende Hormon Insulin. Das spüren Sie insofern, als Sie selbst durch ein gewohntes Maß an Bewegung schneller in eine Unterzuckerung kommen. Die Folge: ein flaues Gefühl und weiche Knie.
Eine andere wichtige Veränderung wird durch die vermehrte Einlagerung von Wasser in Sehnen und Bändern bewirkt. Alle Gelenke werden instabiler. Gerade für Frauen ab 35, die wenig trainiert sind, heißt es besonders bei Bewegungen im Alltag aufzupassen, um keinen Bandscheibenvorfall zu bekommen. Achten Sie bei Sport und Bewegung deshalb auf Folgendes:

> Trinken Sie mindestens zwei bis drei Liter pro Tag. Eine große Kanne Ihres Lieblingstees (außer Pfefferminze und Eisenkraut,

Manche Frauen haben weder Zeit noch die rechte Motivation für sportliche Aktivitäten. In Ordnung, aber dann sollten Sie Ihrem Alltag auf die Sprünge helfen: Nehmen Sie die Treppe statt den Aufzug, telefonieren Sie im Stehen, verabreden Sie sich zum Spaziergang, nicht nur auf einen Kaffee. Oder gehen Sie bewusst schnell. Nutzen Sie Ihren Erfindergeist! Warum sollten Sie zum Beispiel die elektrische Küchenmaschine in Gang setzen? Die herkömmliche Reibe trainiert die Armmuskeln viel mehr.

siehe Seite 118) mit Honig gesüßt plus 1,5 Liter stilles Wasser, dann haben Sie Ihren Tagesbedarf gedeckt. Viele Frauen bevorzugen stilles Wasser, denn Kohlensäure kann leicht zu Sodbrennen oder Blähungen führen.

> Essen Sie etwa eine Stunde vorher eine leichte Mahlzeit mit lang wirksamem Zucker, zum Beispiel Müsli mit frischem Obst und etwas Sahne.

> Trauben oder Nüsse liefern kurzfristig Energie. Langen Sie ruhig kräftig zu, wenn Ihnen danach ist.

> Der Herzschlag gibt eine gute Orientierung für Ihre Grenzen. Die sollten Sie aber auch respektieren.

Goldene Regeln für Sport in der Schwangerschaft

> Easy going! Trainieren Sie nur so, wie Sie es gut vertragen. Wer sich nicht sicher ist, kann den Puls messen. Die Herzfrequenz sollte bei 30- bis 39-jährigen Schwangeren bei maximal 130 bis 145 Schlägen pro Minute liegen, bei 40plus-Schwangeren bei 125 bis 140 Schlägen pro Minute.

> Gewusst, was! Lassen Sie sich von Ihrer Frauenärztin beraten, welche Einschränkungen Sie während Ihrer Schwangerschaft persönlich beachten sollten.

> Freizeitstress ade! Oft vermittelt das große Angebot an Kursen für Schwangere, dass sie auch viele belegen sollten. Falsch! Wählen Sie einen Kurs aus und üben Sie dann zu Hause weiter. So erarbeiten Sie sich ein gutes Fitness-Repertoire, das sich auch nach der Geburt weiterführen lässt.

»Rückendeckung«

Immer noch glauben viele Menschen, dass eine unkomplizierte Schwangerschaft auch vollkommen beschwerdefrei sein muss. Und wenn doch Beschwerden auftreten, werden diese automatisch mit dem Alter in Verbindung gebracht – insbesondere dann,

OSTEOPATHIE GEGEN RÜCKENSCHMERZEN

Rückenschmerzen sind behandelbar, besonders mit alternativen Methoden wie Osteopathie, eine in den USA, in Frankreich und Großbritannien seit Langem bekannte Heilmethode, die inzwischen auch in Deutschland immer öfter angewandt wird. Der Osteopath spürt mit den Händen Blockaden und Störungen auf, die sanft gelöst werden. Das bringt Sie ins Lot. Die Akademie für Osteopathie hat 2006 in einer kontrollierten Studie gezeigt, dass diese Methode eine effektive Behandlung gerade für Schwangere darstellt, die an Schmerzen im unteren Rücken oder Becken leiden.

Adressen von guten und qualifizierten Osteopathen gibt es beim Verband der Osteopathen Deutschland (Adresse Seite 126).

wenn Sie über 35 sind. Das gilt selbst für Rückenschmerzen, über die ein Großteil aller Schwangeren klagt. Viele Frauen (und natürlich auch Männer) leiden mit den Jahren zunehmend an Rückenschmerzen. Meist liegt die Ursache darin, dass die zahlreichen, stützenden Rückenmuskeln nicht mehr in ihrer Vielfalt trainiert werden. Diese Muskeln sollten eine Art Korsett formen, das die Wirbelsäule in der optimalen Position hält.

In der Schwangerschaft drückt der Kopf des Kindes gegen das Kreuzbein, und der Rücken muss zusätzlich das Gewicht der Gebärmutter und des Kindes tragen. Die Bauchmuskeln helfen nur bedingt mit, denn sie werden in erster Linie gedehnt. Außerdem sind die Bänder um die Wirbelgelenke durch die Hormone gelockert. Wer untrainiert oder mit Rückenproblemen in die Schwangerschaft gestartet ist, neigt dazu, dem nach vorn ziehenden Gewicht nachzugeben und ins Hohlkreuz zu gehen. Eine ungünstige Haltung, die leicht zu Rückenschmerzen und zusätzlich zu Knie- und Fußproblemen führen kann.

Um Ihren Rücken über die Schwangerschaft hinweg gesund zu halten und ihn für die Zeit nach der Geburt mit einem über drei Kilogramm schweren Baby zu stabilisieren und zu kräftigen, sollten Sie am besten ab sofort zwei Wege parallel beschreiten:

1. sich bewusst entspannen und
2. Muskelkraft aufbauen.

Entspannen Sie sich bewusst

Versuchen Sie jeden Tag mindestens einmal Ihre Rückenmuskulatur bewusst zu entspannen! Das bereitet optimal auf das Training der Rückenmuskeln vor – und tut außerdem der Seele gut. Denn erst ein vollständig gelöster Muskel kann sich wieder maximal zusammenziehen. Entspannung bewirkt zudem nachweislich, dass die Muskulatur besser durchblutet wird. Dadurch steht ausreichend Sauerstoff als wichtigster Energielieferant für Stoffwechselprozesse zur Verfügung. Gründe genug also, sich Gutes zu tun.

Was Sie selbst tun können

> Sorgen Sie für Wärme, und bringen Sie dafür Kirschkernkissen (in Drogerien und Reformhäusern erhältlich), Wärmflaschen, Wolldecken oder die Badewanne zum Einsatz.
> Die Zeit der Schwangerschaft ist ein guter Zeitpunkt, um eine meditative Entspannungstechnik zu erlernen – am besten mit fachlicher Anleitung. Sehr gut eignen sich dafür autogenes Training, Muskelentspannung nach Jacobson, Zen-Meditation, Yoga oder Qigong.
> Erlernen Sie die Kunst der Pause. Gönnen Sie sich tagsüber immer wieder eine kurze Auszeit. Ein guter Kräutertee, nach Geschmack mit etwas Honig gesüßt, hilft, auch wirklich sitzen zu bleiben und innezuhalten.
> Schonen Sie Ihren Rücken! Schweres Heben, Bücken mit rundem Rücken und Schuhe mit hohen Absätzen sollten bereits tabu sein – oder es umgehend werden.

Was Ihr Partner tun kann

> Bitten Sie ihn, alle schweren Arbeiten zu übernehmen, etwa den Großeinkauf zum Wochenende zu tätigen, Getränkekisten zu schleppen oder die Geschwisterkinder zu tragen.
> Sehr verbindend ist eine kurze Rückenmassage im Bett vor dem Einschlafen. Bitten Sie ihn einfach darum. Vielleicht macht er es ja gern. Und so geht die Wohlfühl-Massage:
> Legen Sie sich auf die Seite, vielleicht mit einem Kissen zwischen den Knien, das entlastet den Rücken. Am angenehmsten ist es, wenn vorgewärmtes Öl in ruhigen Bewegungen einmassiert wird. Sie können dazu die Ölflasche in einen Topf mit

heißem Wasser stellen. Ein Fläschchenwärmer tut es auch. Wer im Massieren keine Erfahrung hat, kann bei der Hebamme nachfragen und sich anleiten lassen.

Kleiner Tipp: Handtuch unterlegen, denn in Seitlage tropft es!

Bauen Sie Muskelkraft auf

Ein Baby wiegt bei der Geburt in der Regel zwischen drei und vier Kilogramm, und Monat für Monat werden es mehr. Sie halten es beim Stillen mit rundem Rücken, tragen es Runde um Runde, wenn es schreit, und heben es mehrfach am Tag in sein Bettchen und wieder heraus. Körperlich vollbringen Sie auch nach der Geburt Höchstleistungen. Und den Rücken schonende Haltungen stellen bei diesen Bewegungen oft ein Problem dar. Wer einmal einen Kindersitz ins Auto gewuchtet hat, wird das sofort bestätigen. Fangen Sie deshalb gleich jetzt mit den nachfolgenden zwei Basisübungen an. Denken Sie dabei aber auch an die goldenen Regeln für Sport in der Schwangerschaft (Seite 94).

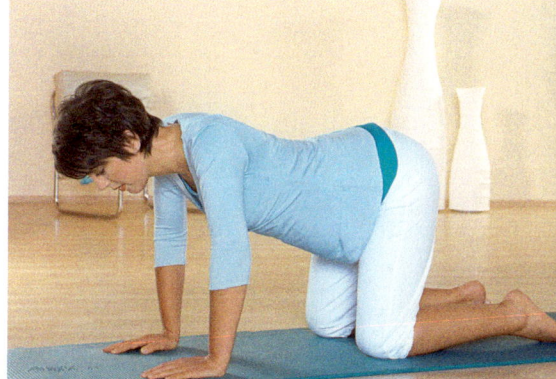

Übung 1

Mit der folgenden Übung entlasten Sie den Rücken sofort spürbar, rücken alle Wirbel wieder an ihren Platz und fördern die Beweglichkeit Ihrer Wirbelsäule:

> Gehen Sie in den Vierfüßlerstand. Die Hände befinden sich unter den Schultern und zeigen leicht nach innen. Achten Sie darauf, dass das Körpergewicht gleichmäßig auf alle viere verteilt ist.

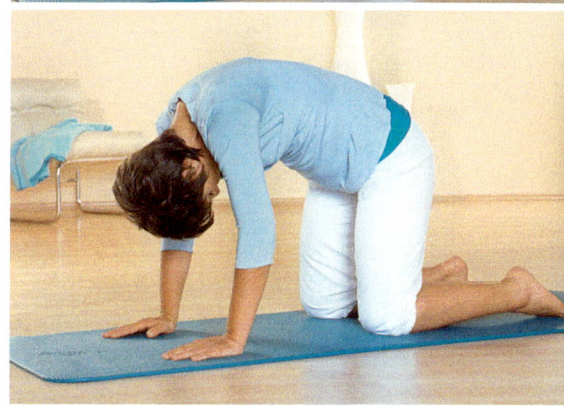

> Lassen Sie bewusst den Beckenboden los. Der untere Rücken sinkt entspannt ins Hohlkreuz. Der obere Teil der Wirbelsäule richtet sich wie in eincr Welle auf. Der Kopf zeigt locker nach vorn (oben). Ausatmen.

Diese Positionen eignen sich auch, um Ihr Kind entspannt zur Welt zu bringen. Sie helfen, mit den Kräften zu haushalten.

> Spannen Sie in Ihrem eigenen Rhythmus mit dem nächsten Einatmen den Beckenboden an und nehmen Sie den unteren Rücken mit, bis Sie einen schönen, runden Katzenbuckel machen. Der Kopf hängt so weit entspannt nach unten, bis er mit dem Rücken eine runde Linie bildet (Seite 97 unten).
> So lange wiederholen, wie sich die Übung leicht und angenehm anfühlt. Am beweglichsten wird die Wirbelsäule durch einen leichten, flüssigen Ablauf.

Wichtig: Arbeiten Sie immer aus der Entspannung heraus und nicht mit roher Kraft.

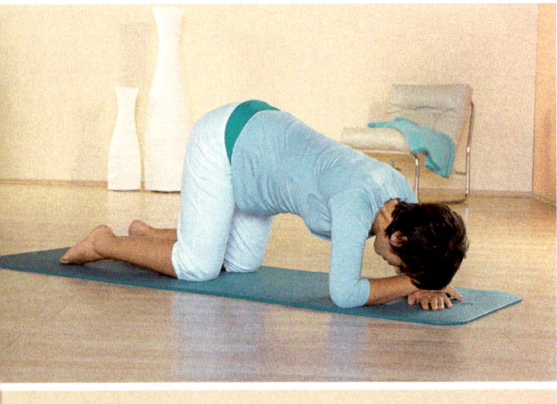

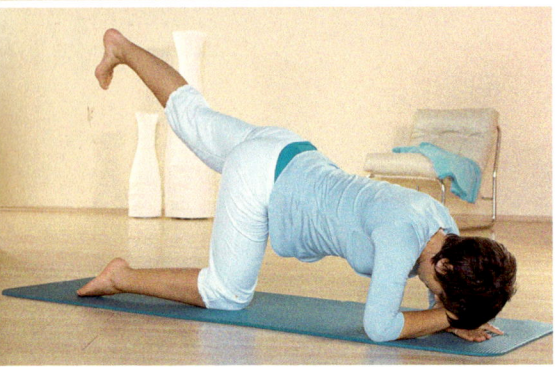

Die Position oben tut gut und hilft, den schweren Bauch zu entlasten, besonders gegen Ende der Schwangerschaft.

Übung 2

Aus dem Vierfüßlerstand können Sie eine weitere Übung durchführen, die als Gegengewicht zum schweren, runden Bauch besonders die langen Rückenmuskeln stärkt:

> Nehmen Sie die Tischposition ein, das heißt, der Rücken ist gerade. Verschränken Sie die Unterarme und legen Sie Ihren Kopf darauf ab. Der Rücken bildet nun eine Schräge.
> Diese Schräge verlängern Sie um das linke Bein, das langsam gestreckt nach hinten oben geführt wird. Halten Sie das Bein für einige Sekunden und bringen Sie es dann direkt wieder in die Ausgangsposition zurück. Diese Streckung wiederholen Sie mehrfach abwechselnd mit jedem Bein.

Fortgeschrittene dürfen das jeweils gestreckte Bein pulsierend ein bis zwei Zentimeter nach oben und unten bewegen. Nach oben wird der Beckenboden angespannt, nach unten leicht gelöst. Diese Minibewegung hat es in sich!

Tipp: Zur Entspannung können Sie im Vierfüßlerstand das Becken locker kreisen lassen – so, als hätten Sie einen Pinsel am Po und würden damit ein Wandbild malen.

Essen Sie (sich) gesund

Gesunde Ernährung ist wichtig und nach östlicher Sicht auch heilsam, aber oft scheitert der gute Vorsatz an der Realität. Stellen Sie Ihre Ernährung nicht nur privat, sondern auch am Arbeitsplatz um. Gerade Frauen ab 35 scheinen das zu vergessen. Suchen Sie nach Lösungen. Ihre Gesundheit wird es Ihnen danken. Sie brauchen jetzt qualitativ hochwertige Lebensmittel, die notfalls von zu Hause mitgebracht werden müssen. Die gute alte Brotdose kann wieder zum Einsatz kommen, wenn das Kantinenessen nicht gesund genug ist. Nehmen Sie außerdem Rohkost, Nüsse oder Obst mit, damit Sie auch zwischendurch mal naschen können. Aber nur, wenn Sie dafür eine Pause einlegen, denn Ihr Verdauungssystem mag jetzt überhaupt keine Hektik!

Das Gewicht lustvoll in Balance halten

Viele Schwangere fragen sich, ob sie ihre Figur auch nach der Geburt halten können, besonders wenn sie bis zur Schwangerschaft konsequent darauf geachtet haben. Sie schwanken zwischen Esslust »Jetzt darf ich endlich …« und Bedenken »Dicker will ich nicht werden« (siehe auch Absatz »Ein schöner runder Bauch darf sich sehen lassen«, Seite 105). An den wachsenden Bauch und großen Busen muss man sich wirklich erst gewöhnen. Diätgedanken sind jetzt jedoch nicht angesagt, das Gegenteil aber auch nicht: Wer meint, in der Schwangerschaft so richtig reinhauen zu können, tut sich letztlich nichts Gutes. Essen Sie lustbetont, nährstoffreich und schadstoffarm – aber nicht für zwei. Mit dem Beginn der Schwangerschaft steigt zwar Ihr Bedarf an Nährstoffen, aber nicht an Kalorien.

Die Rechnung mit den Kalorien

Im zweiten Schwangerschaftsdrittel steigt Ihr Kalorienbedarf langsam an: Statt bisher rund 2000 kcal pro Tag brauchen Sie ab dem vierten Monat etwa 2300 kcal. Der Unterschied entspricht einem Müsli (Joghurt, Haferflocken, eine halbe Orange und ein paar Nüsse) oder einer Scheibe Brot mit etwas Butter und Käse. Sie nehmen trotzdem 300 bis 400 Gramm pro Woche zu.

TIPP

Gönnen Sie Ihrer Waage eine Pause. Die wöchentliche Vermehrung der Kilos unterliegt großen Schwankungen, denn das Wachstum verläuft nicht linear, wie Durchschnittswerte suggerieren. Es reicht, wenn Sie Ihr Gewicht bei den monatlichen Vorsorgeuntersuchungen erfahren.

Im letzten Drittel steigt der Kalorienverbrauch jedoch erheblich an. Nachdem sich in dieser Phase im Körper zusätzlich auch mehr Wasser einlagert, werden Sie im Schnitt wöchentlich zwischen 400 und 500 Gramm zunehmen. Aus medizinischer Sicht ist es wichtig, dass Sie ab dem zweiten Schwangerschaftsdrittel zwar kontinuierlich, aber nicht übermäßig und plötzlich zunehmen. Das könnte möglicherweise ein Hinweis auf eine Erkrankung sein (zum Beispiel Präeklampsie, Seite 87).

Diese allgemeinen Zahlen sind nur Richtwerte, individuell können und dürfen sie auch unterschiedlich sein. Wer zum Beispiel vor der Menstruation immer an Gewicht zunimmt, kann in der Schwangerschaft möglicherweise mehr Kilos als der Durchschnitt ansammeln. Oder manche Frauen reagieren stärker auf hormonelle Veränderungen als andere, was sich ebenfalls im Gewicht niederschlägt. Außerdem spielt die Jahreszeit eine Rolle, denn im Winter braucht man einfach mehr wärmende Kilos als im Sommer. Hinzu kommt, dass das Wachstum in Schüben verläuft, sowohl bei der Mutter als auch beim Kind. Auch aus diesem Grund unterliegt die wöchentliche Gewichtszunahme großen Schwankungen. Lassen Sie sich also nicht verunsichern!

SKEPSIS BEI OMEGA-3-FETTSÄUREN

Immer wieder kursieren Gerüchte und Empfehlungen, dass schwangere Frauen zusätzlich noch Omega-3-Fettsäuren einnehmen sollten, um die zukünftige Hirnleistung des Kindes positiv zu beeinflussen. Experten der Verbraucherzentrale sind da skeptisch.

Vitamine und Mineralstoffe

Zwischen 25 und 51 Jahren – so der Ernährungsbericht 2000 der Deutschen Gesellschaft für Ernährung in Bonn – haben nicht schwangere Frauen oft einen Mangel an so genannten Mikronährstoffen. Dazu zählen Vitamine, Mineralien und Spurenelemente. Ihre Aufnahme im Körper wird beispielsweise erheblich durch die Pille als Verhütungsmittel behindert, die von fast der Hälfte der untersuchten Frauen eingenommen wurde. Die Forscher schätzen, dass der Bedarf an Jod, einem Spurenelement, nur bei 42 Prozent und der an Folat, einem natürlichen, in der Nahrung vorkommenden Vitamin, bei 53 Prozent dieser Frauen gedeckt ist. Eine Unterversorgung ist also vorprogrammiert. Denn in der Schwangerschaft steigt der

Bedarf an Jod und Folat noch an: Die Produktion des wichtigsten mütterlichen Schilddrüsenhormons Thyroxin wird angekurbelt, und dazu braucht der Körper Jod. Außerdem benötigt das wachsende Kind zum Aufbau von Zellen, zum Beispiel, damit sich das Neuralrohr schließt, vermehrt Folat oder Folsäure, ein synthetisch hergestelltes Folat. Wenn Folsäure fehlt, kann es unter anderem zu Missbildungen wie einem offenen Rücken kommen. Deshalb empfehlen Frauenärztinnen in der Regel allen Schwangeren, unabhängig von ihrem Alter, täglich Jod und – mindestens bis zur 12. Woche – auch Folsäure einzunehmen. Beide Mikronährstoffe werden nicht ausreichend über die Nahrung abgedeckt.

Der Bedarf an Mikronährstoffen steigt

Mit dem Beginn der Schwangerschaft erhöht sich der Bedarf an Mikronährstoffen. Wer schon vorher nicht ausreichend versorgt war, rutscht jetzt erst recht in eine Unterversorgung. Aber es ist nicht ausreichend untersucht und umstritten, ob deshalb ältere Schwangere zusätzlich Mikronährstoffe einnehmen sollten oder ob eine gute, ausgewogene Ernährung ausreicht. Die Deutsche Gesellschaft für Ernährung sagt, dass alle Schwangeren ihren Bedarf grundsätzlich über die Nahrung decken können. Ausnahmen sind – wie im vorigen Absatz erwähnt – Jod und Folsäure, manchmal auch Kalzium und Eisen. Die genauen Empfehlungen für jeden Mikronährstoff können Sie im Internet nachlesen (Adresse Seite 126). Fest steht, dass Sie ab jetzt darauf achten sollten, qualitativ hochwertige Nahrungsmittel einzukaufen und sie schonend zu verarbeiten. Fastfood sollte absolut out sein! Sprechen Sie mit Ihrer Frauenärztin darüber, ob Sie zusätzlich zu Jod und Folsäure, die allgemein empfohlen werden, noch weitere Präparate mit Mikronährstoffen einnehmen sollten. Dazu zählen vor allem die B-Vitamine, Mineralien wie Kalzium und Spurenelemente wie Zink und Selen. Vorsicht: Präparate mit Magnesium oder Eisen sollten Sie nicht auf eigene Faust einnehmen. Magnesium wird auch als Medizin bei vorzeitigen Wehen eingesetzt, und Eisen sollte wegen seiner Nebenwirkungen nur bei einem nachgewiesenen Mangel genommen werden.

TIPP

Mittlerweile sind schwangere Frauen als »Markt« für zusätzliche Mikronährstoffe bekannt und heftig umworben. Auch unter dem Stichwort »orthomolekulare Medizin« wird Ihnen so einiges (an)geboten. Aber seien Sie unbedingt kritisch!

Rund um meinen runden Körper

Ungefähr ab dem 30. Lebensjahr verändert sich der Körper bei allen Menschen mehr oder weniger sichtbar. Ab diesem Zeitpunkt ist ein bewusstes Gegensteuern angesagt, also besonders auf sich zu achten. Und das natürlich erst recht, wenn Sie schwanger sind, denn das Wachstum Ihres Kindes fordert den Körper zusätzlich. Früher hieß es sogar für alle Schwangeren: »Jedes Kind kostet einen Zahn und einen Zopf.« Aber das muss nicht sein! Deshalb erfahren Sie in diesem Kapitel, was Sie für Ihre Zähne tun sollten und inwiefern die Augen auf die Schwangerschaft reagieren können. Damit Sie auch langfristig gern in den Spiegel schauen: Tipps für die Haarpflege.

Zahncheck – gute Pflege lohnt sich!

Durch den veränderten Hormonspiegel in der Schwangerschaft wird mehr Wasser im Körper eingelagert, infolgedessen sitzt auch das Zahnfleisch weniger fest am Zahn. Ablagerungen und Bakterien können somit tiefer in das Zahnfleisch eindringen und Zahnfleischbluten verursachen. Ein leichtes Zahnfleischbluten ist daher normal. Während der Schwangerschaft verändert sich aber auch die Zusammensetzung des Speichels im Mund (der pH-Wert ist niedriger als sonst), was die Zähne für Karies anfälliger macht. Säuren und Bakterien setzen ihnen mehr zu.

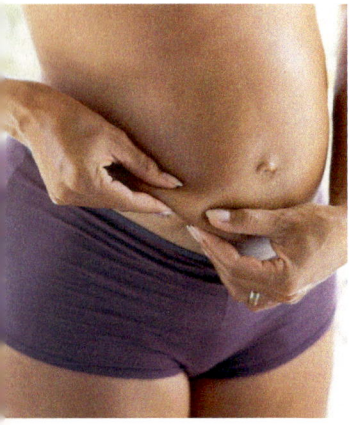

Täglich eine fünfminütige Zupfmassage mit einem Massageöl bereitet das Bauchgewebe auf die starke Dehnung vor.

MYTHOS DEHNUNGSSTREIFEN

Angeblich leiden ältere Schwangere häufiger unter Dehnungsstreifen, weil die Haut mit den Jahren an Elastizität verliert. Sie müssen sich deshalb nicht intensiver pflegen, denn das eine hat mit dem anderen wenig zu tun. Dehnungsstreifen sind Brüche in den oberen Hautschichten, weshalb das Kollagen der tieferen Schichten sichtbar wird. Dafür verantwortlich ist – bei entsprechender Veranlagung – die starke Dehnung des Gewebes an Bauch, Busen und Po und der während der Schwangerschaft erhöhte Kortisolspiegel im Blut. Aber nicht Ihr Alter.

Bei Frauen ab 35 kommt es sehr darauf an, wie sie in den letzten Jahren mit ihren Zähnen umgegangen sind und welche Veranlagung sie mitbringen. Seit 1990 steht es sogar in den Mutterschaftsrichtlinien, dass Frauenärztinnen ihre Patientinnen auf die Bedeutung gesunder Zähne hinweisen sollen. Diese Beratung hat sich aber leider noch nicht richtig durchsetzen können: Nur die wenigsten Frauen werden konkret darüber informiert, was sie für gesunde Zähne tun können. Werden Sie deshalb selbst aktiv: Gehen Sie pro Schwangerschaft mindestens zweimal zum Zahnarzt, um Ihr Zahnfleisch professionell reinigen zu lassen. Möglicherweise wird dabei eine Entzündung des Zahnfleisches, eine Parodontitis, entdeckt. Glück gehabt, denn unbehandelt führt diese Erkrankung nicht nur dazu, dass die Zähne schneller ausfallen, sondern möglicherweise auch zu einer Frühgeburt beziehungsweise zu niedrigem Geburtsgewicht! Wissenschaftler konnten nachweisen, dass Frühgeburten vor der 28. Woche bei Frauen mit Parodontitis häufiger auftreten.

Die gute Nachricht: Durch eine rechtzeitige Behandlung kann das Risiko wieder auf ein normales Maß gesenkt werden.

TIPP
Benutzen Sie eine weiche Zahnbürste! Das schont Ihr leicht verletzbares Zahnfleisch. Manchmal hilft es auch, die Zahnpasta zu wechseln und ein milderes Produkt (vielleicht ohne Menthol) zu wählen.

Auf lange Sicht – die Sehkraft kommt wieder

Plötzlich stimmt die alte Brille nicht mehr, oder Sie haben beim Lesen häufig Kopfschmerzen. Dann liegt der Gedanke nahe, dass Sie eine stärkere Brille brauchen, weil sich das Älterwerden bemerkbar macht. Aber das stimmt nicht, denn im Auge wird während der Schwangerschaft – wie überall im Körper – mehr Flüssigkeit eingelagert, wodurch sich die Krümmung des Augapfels ändern kann. Das schränkt die Sehkraft ein, aber nur, solange Sie schwanger sind! Möglicherweise ist das Auge auch zu trocken, denn es fehlt während der Schwangerschaft trotz reichlich Flüssigkeit im Tränenfilm das nötige Gleitmittel. Hier helfen entsprechende Augentropfen, die Ihnen der Augenarzt empfehlen kann. Warten Sie also mit dem Kauf einer neuen Brille in jedem Fall bis nach der Schwangerschaft!

Achtung: Eine plötzliche starke Weitsichtigkeit – Sie können das Buch vor Augen nicht, alles in der Ferne dafür gut erkennen –

kann für einen neu auftretenden Diabetes sprechen. Dann allerdings ist ein Besuch bei Ihrer Frauenärztin angesagt.

Volles Haar auch nach der Schwangerschaft

Je älter Sie sind, desto näher ist der Zeitpunkt, an dem sich das Haarwachstum verändert – abgesehen von einer Schwangerschaft. Stress und ein Mangel an Nährstoffen können sich zusätzlich auf die Gesundheit Ihrer Haare auswirken. Denn die erhöhte Spannung der Kopfhaut entzieht den Haarwurzeln die nötige Kraft zum Wachsen. Während der Schwangerschaft bemerken viele Frauen mit Freude, wie voll und dick sich ihr Haar anfühlt und wie attraktiv es aussieht. Der Grund dafür ist der hohe Östrogenspiegel. Wenn dieser nach der Entbindung wieder sinkt, normalisiert sich auch Ihre vorübergehende Haarpracht. Und jeder frühere Mangel macht sich noch deutlicher bemerkbar. Deshalb ist es entscheidend, dass Sie Ihren Stress reduzieren, sich vollwertig ernähren und Haare und Kopfhaut (richtig) pflegen.

Besonders in der Schwangerschaft sollten Sie Ihr Haar täglich mit einer Naturbürste striegeln. Verwenden Sie ein mildes Shampoo, das Sie nur auf der Kopfhaut einmassieren. Das schont die Haarspitzen. Spülen Sie so so lange, bis keine Rückstände mehr im Haar sind. Als Faustregel gilt: Dreimal so lange spülen wie shampoonieren. Zum Trocknen nicht rubbeln, das raut die Haarstruktur auf, sondern mit einem Handtuch die Nässe kräftig ausdrücken. Stellen Sie den Fön nur auf lauwarm. Im Sommer verzichten Sie am besten ganz auf den heißen Wüstenwind aus der Steckdose. Bei trockenem oder sprödem Haar hilft eine wöchentliche Kur in die Haarspitzen und -längen, aber nicht auf die Kopfhaut. Nutzen Sie die Zeit, in der die Pflege einwirkt, ganz bewusst für sich, indem Sie Ihren schönen, runden Körper verwöhnen.

TIPP: Für den Glanz ein saurer Guss

Wenn Ihr Haar glanzlos ist, dann können Sie auf ein altbewährtes Hausmittel unserer Großmütter zurückgreifen: Machen Sie sich einen sauren Guss, der den pH-Wert der Haare wieder ins Lot bringt. Dazu brauchen Sie: 1 Liter Wasser (optimal ist Mineralwasser), 1 EL Apfelessig und den Saft einer halben Zitrone. Nur wenn Sie möchten, spülen Sie mit einem kleinen Schuss Wasser nach. Dieser Naturmix ist viel billiger und gesünder als jede Glanztönung.

Vorsicht beim Haarefärben!

Chemische Haarfarben gehen laut Studien der Uniklinik Heidelberg über die Kopfhaut in die Muttermilch über. »Öko-Test« hat die färbenden Substanzen getestet und fand in allen Produkten Stoffe, die im Verdacht sind, das Erbgut zu schädigen. Wer gerade jetzt keine grauen Haare haben möchte, sollte sich nach Pflanzenfarben ohne chemische Zusätze umsehen.

Ein schöner runder Bauch darf sich sehen lassen

Verständlich, dass sich besonders ältere Schwangere um ihr Aussehen während der Schwangerschaft und ihre Figur danach sorgen. Wer möchte nicht schnell wieder rank und schlank sein – besonders wenn man als reife Schwangere und ältere Mutter glaubt, anderen beweisen zu müssen, dass man alles im Griff hat. Sie sind jetzt in einer Phase Ihres Lebens, in der Sie Ihre Weiblichkeit pur entdecken dürfen. Schwangerschaft ist immer auch sichtbare Sexualität und Weiblichkeit, Sie müssen sie nicht verstecken. Leider finden manche Frauen ab 35, dass sie sich aufgrund ihres Alters zurückhalten sollten, und entscheiden sich lieber für das unauffällige als das figurbetonte, sexy T-Shirt. Wer das tut, sollte sich klarmachen: Hier handelt es sich um ein Überbleibsel früherer Tabus, mit denen Frauen leben mussten. Noch vor ein, zwei Generationen galt es als unschicklich, wenn Schwangere Bauch und Busen nicht verhüllten. In der Öffentlichkeit hatte eine Frau auf eine sexy Ausstrahlung zu verzichten. Auch heute kann es Ihnen etwa als 40-Jährige noch passieren, dass der selbstbewusst gezeigte Bauch oder Schwangerschaftsbusen Anstoß erregt: »Und das in Ihrem Alter …« Wichtig ist aber nicht, was andere denken, sondern dass Sie sich diese Zeit der lustvollen Rundungen nicht nehmen lassen. Genießen Sie deshalb Ihren schönen, runden Körper mit Selbstbewusstsein.

GU-ERFOLGSTIPP

Im letzten Drittel der Schwangerschaft fühlt sich der eigene Körper manchmal etwas fremd und unförmig an. Verständlich, denn Sie tragen jetzt ein Gewicht, das Sie nicht gewöhnt sind. Gerade in dieser Zeit tut es gut, sich neue Umstandskleider zu kaufen, in denen Sie sich wieder wohl und attraktiv fühlen. Gönnen Sie sich also den Luxus, auch wenn es (scheinbar) nur noch wenige Wochen sind! Denn Umstandskleider brauchen Sie auch nach der Geburt noch eine ganze Weile.

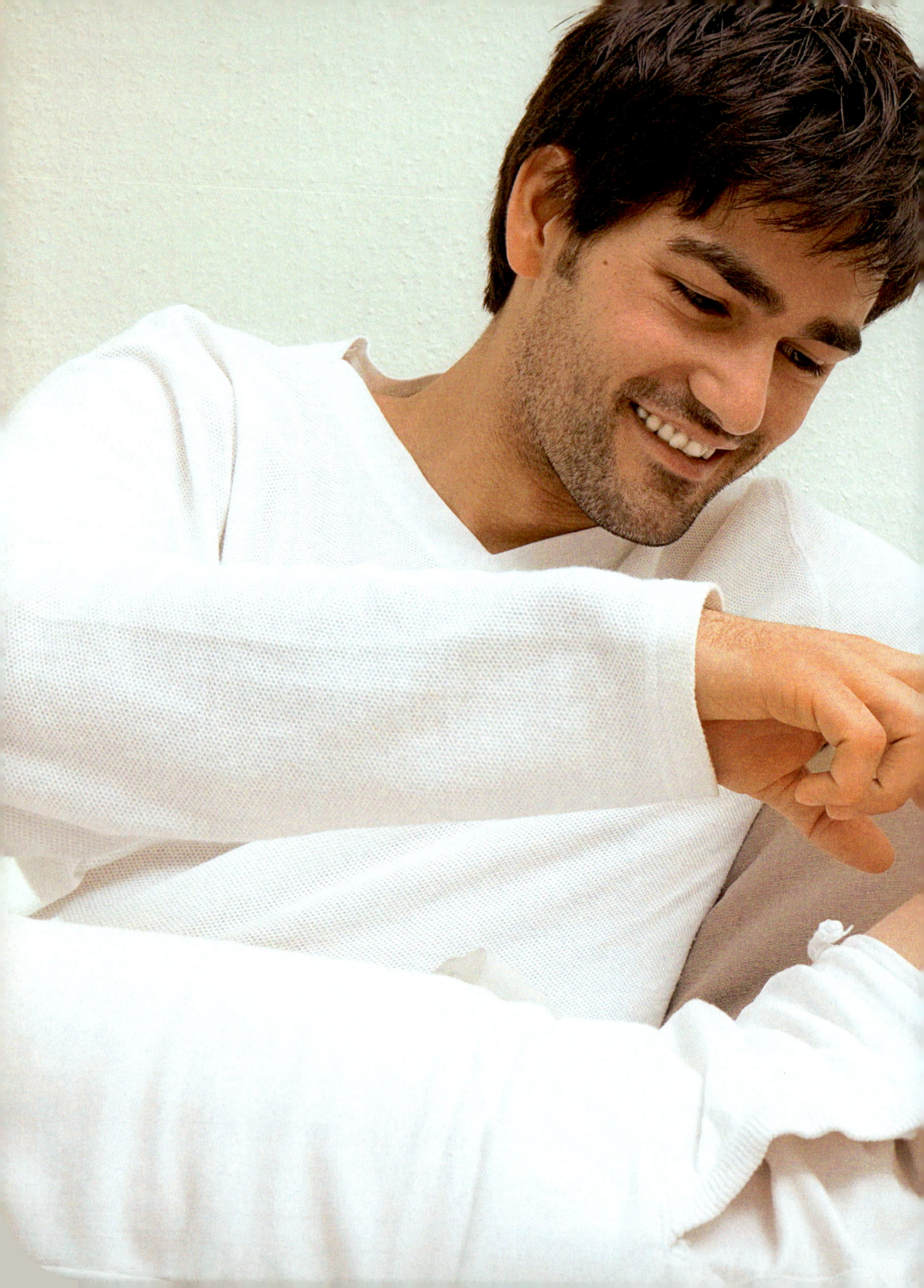

AUCH EMOTIONAL EINE HERAUSFORDERUNG

Sie erfahren nun, wie Sie verschiedene Ängste in den Griff bekommen. Und wie hilfreich Ihre Lebenserfahrungen für den neuen Lebensabschnitt sind.

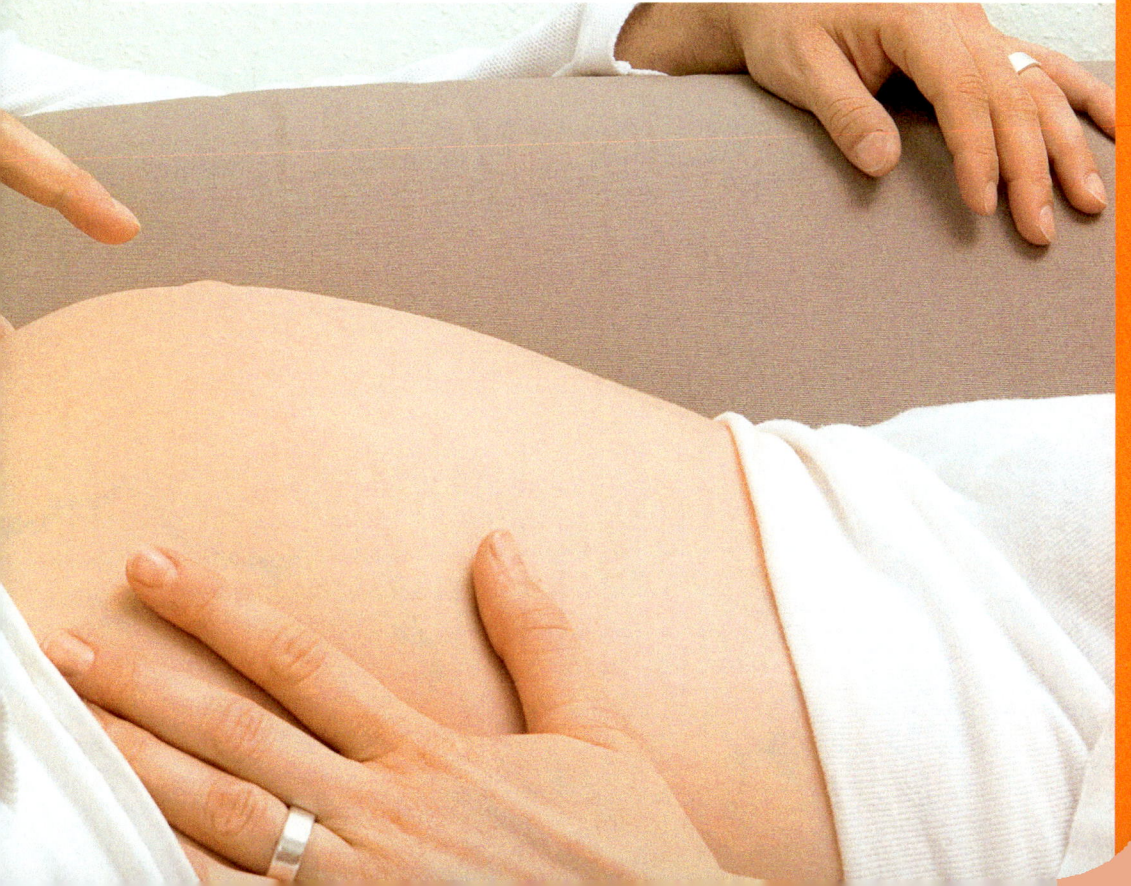

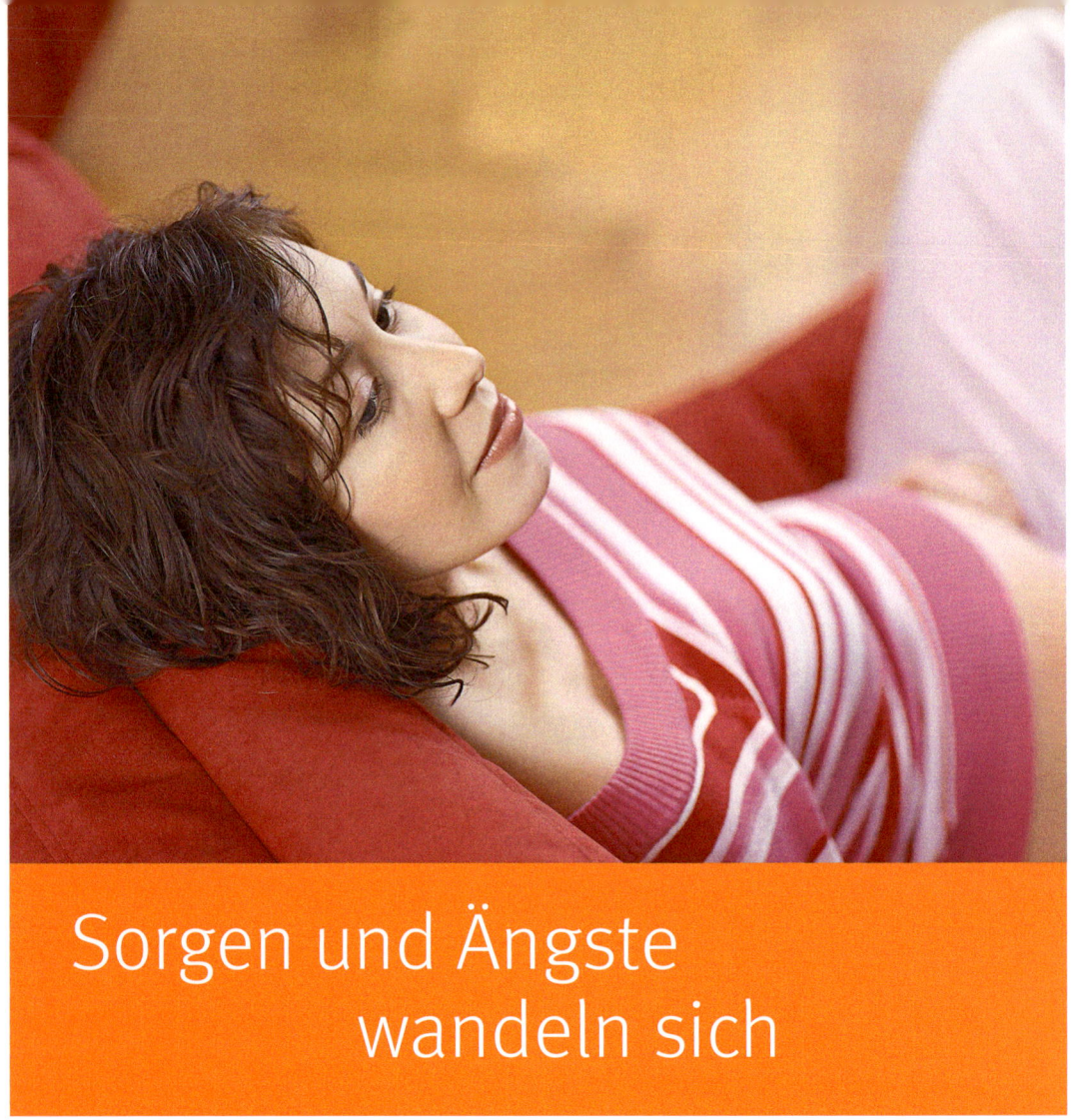

Sorgen und Ängste wandeln sich

Jede Frau, die ein Kind erwartet, wird sich je nach Typ und nach Verlauf der Schwangerschaft mehr oder weniger Sorgen machen. Unabhängig vom Alter gehören negative Gefühl einfach dazu, positive natürlich auch. Aber Schwangere ab 35 erleben öfter, dass ihre innere Balance aufgrund von Ängsten aus dem Gleichgewicht gerät. Diese Ängste werden teils von außen geschürt, aber dazu kommen auch eigene Zweifel. Nun ist Ihr emotionales Know-how gefragt, in jedem Schwangerschftsdrittel neu.

Eigene Befürchtungen zu Beginn

Ein Baby ist unterwegs, damit steht ein neuer Lebensabschnitt bevor. Das ist Grund zur Freude, aber gelegentlich auch zu Bedenken oder sogar zu Befürchtungen. Und zu vielen offenen Fragen. Die gerade im ersten Drittel der Schwangerschaft auftretenden hormonell bedingten Stimmungsschwankungen lassen Sie manchmal an Ihrer Belastbarkeit zweifeln: »Habe ich mich überschätzt? Schaffe ich es, erst die Schwangerschaft und dann ein Leben mit Kind zu verkraften?« Diese sprunghaften Gefühle sind für die meisten Frauen überraschend, besonders wenn der Weg zum Wunschkind schwierig war. Aber gerade in den ersten Monaten sind sie völlig normal, unabhängig davon, in welchem Alter Sie Ihr Kind erwarten. Die Schwangerschaft ist eine reale Herausforderung geworden, und Sie müssen erst lernen, damit umzugehen. Ab jetzt sind Sie mit Ihrem Baby im Bauch zu dritt (oder zu viert …) – und das sind wirklich andere Umstände, an die Sie sich ruhig erst gewöhnen dürfen.

Hochs und Tiefs – absolut normal

Gerade Frauen, die spät schwanger werden, erleben ein besonders intensives Wechselbad der Gefühle: Es gibt Tage, da fühlen sie sich stark und freuen sich auf das, was kommt. Dann wiederum melden sich Zweifel: »Bin ich vielleicht doch zu alt für ein Baby?« oder »Habe ich in meinem Alter noch die Kraft, den Schlafmangel durchzustehen?«

Solche Überlegungen und Ängste und auch die Sorgen um die Zeit nach der Geburt gehören einfach dazu. Mit der Zeugung sind Sie nicht automatisch Eltern. Auch Eltern müssen – wie das Kind – wachsen. Dazu braucht es Zeit und erfordert die Bereitschaft, sich zu verändern. Seien Sie auf diesem Weg Ihre eigene und vor allem Ihre beste Anwältin und Freundin. Warten Sie nicht darauf, von außen unterstützt zu werden, sondern vertreten Sie Ihre Bedürfnisse selbst. Gönnen Sie sich Ihre Bedenken, aber beziehen Sie nicht alles automatisch auf Ihr Alter. Lassen Sie besser positive »innere Bilder« (Seite 117) entstehen, das gibt Mut und verhilft Ihnen zu mehr Selbstbewusstsein.

TIPP

Nehmen Sie Ihre Gefühle so an, wie sie kommen. Dann gewinnen Sie immer mehr Gelassenheit und innere Ruhe.

WIE DURCH EIN FENSTER ...

Der Blick »von außen« ist bei älteren häufig sehr viel kritischer als der von jüngeren Schwangeren. Es fällt ihnen schwerer, mit ihrer Situation ungezwungen umzugehen, obwohl sie sich körperlich wohl fühlen.

Bleiben Sie bei sich!

Folgendes könnte der Fall sein: Sie sitzen im Wartezimmer Ihrer Frauenärztin. Neben Ihnen eine junge Frau um die zwanzig, gegenüber eine Dame in den Fünfzigern. In zahlreichen Situationen wie dieser wechselt die Blickrichtung von innen nach außen. Sie fragen sich nicht mehr nach der eigenen Einschätzung und dem eigenen Körpergefühl, sondern danach, wie andere Sie sehen. »Denken die, dass ich zu alt für ein Kind bin?« Automatisch übertragen Sie Ihre Befürchtungen und Bedenken auf Ihre Umwelt. Das ist eine der häufigsten Fallen, die es für Schwangere ab 35 zu vermeiden gilt! Bleiben Sie bei dem, was Sie fühlen und mit Ihrem Partner gemeinsam überlegt haben. Die folgende Übung hilft Ihnen dabei.

Übung: Stärken Sie Ihr Selbstvertrauen

> Step 1: Werden Sie sich als Erstes bewusst, wie Sie sich selbst fühlen. Legen Sie dazu alle Bilder von jungen, gestylten Schwangeren, die Sie überall in der Werbung und leider auch in vielen Ratgebern finden, innerlich beiseite. Machen Sie sich klar, dass der Typ »makellose werdende Mutter« ein Klischee ist, das unter Druck setzt, aber mit der Realität nichts zu tun hat.

> Step 2: Richten Sie Ihre Aufmerksamkeit jetzt auf Ihren schwangeren Körper. Gehen Sie ins Detail, hören Sie in sich hinein und erspüren Sie: Wie fühlt sich Ihre Haut an, wie der Busen oder auch der Po? Wie fühlen sich Ihre Haare an? Beschreiben Sie sich selbst, aber bitte ohne Wertung! Zum Beispiel: »Ich spüre mein Becken mehr als vor der Schwangerschaft. Es fühlt sich weich und rund an.«

> Step 3: Nun dürfen Sie werten, aber zunächst nur das Positive. Zeichnen Sie Ihren Körperumriss auf ein großes Papier (DIN A3) und malen Sie ihn aus. Wählen Sie dazu genau die Farben, die Sie für die entsprechenden Bereiche Ihres Körpers passend finden. Diese Farben sind nämlich die, die zu Ihren momentanen Gefühlen passen. Auf dieser Positiv-Landkarte können Sie mit einem Blick sehen, was Sie an sich mögen und was nicht. Nehmen Sie nun die negativen Körperempfindungen einfach

nur zur Kenntnis. Wenn sie medizinisch von Bedeutung sind, gehören sie in das Gespräch mit Ihrer Frauenärztin. Wenn es sich aber nur um Kritik wie etwa überzählige Pfunde auf der Hüfte handelt, seien Sie freundlich mit sich. Nobody is perfect!

> Step 4: Im letzten Schritt können Sie sich nun fragen, wie jung oder wie alt Sie sich gerade fühlen. Ziehen Sie Bilanz, aber nur auf der Grundlage dessen, was Sie in dieser Übung eben selbst gefühlt haben.

Sorgen von außen

Das mittlere Drittel der Schwangerschaft (13. bis 28. Schwangerschaftswoche) ist gut geeignet, um Energie für den Endspurt zu tanken! Spätestens in dieser Zeit müssen Sie mit ihrem Partner aber auch wichtige Entscheidungen über pränatale Tests treffen. Hier gilt es deshalb gerade für Frauen ab 35, »guter Hoffnung« zu bleiben und die innere Balance im Blick zu halten.

Selbstbewusst schwanger

Ihr Bauch wächst nun langsam über das Schambein hinaus und wird nach außen sichtbar. Früher oder später können Sie Ihre Schwangerschaft nicht mehr geheim halten. Jetzt müssen Sie sich mit den Reaktionen Ihrer Umwelt auseinandersetzen, und die sind leider nicht immer unterstützend. Deshalb sollten Sie mit Ihrem Partner Strategien entwickeln, um mit verunsichernden oder gar abwertenden Bemerkungen über Ihr Alter besser umgehen zu können. Das wird es Ihnen erleichtern, Ihre eigene Einschätzung der Schwangerschaft zu festigen und nach außen zu vertreten. Dazu gehört auch der Umgang mit Vorgesetzten und Kollegen, wofür gelegentlich eine gehörige Portion Selbstbewusstsein vonnöten sein kann. Entdecken oder aktivieren Sie Ihre persönlichen Kraftquellen, aus denen Sie auch in dieser neuen Situation schöpfen können. Genießen Sie in aller Ruhe Ihre Hände auf dem Babybauch und spüren Sie Ihren Gefühlen nach.

Diese herrlichen Augenblicke brauchen Sie auch, um zumindest vorübergehend die Meinungen manch »mitfühlender« Mitmenschen in den Hintergrund rücken zu lassen: Soll man über

TIPP

Zu Beginn des mittleren Schwangerschaftsdrittels wird Ihr Bauch zum ersten Mal sichtbar. Und langsam wird aus dem »Bäuchlein« ein runder und schöner Bauch. Sich in Ruhe hinsetzen, beide Hände auf den Babybauch legen und die Bewegungen des Kindes spüren – ein schöner, nährender Moment.

35 – oder gar über 40 – noch ein Kind erwarten? Kommentare wie »In deinem Alter?« können Sie hören oder im Umgang spüren. Die Familie ist besorgt, ob die Kräfte noch reichen, und die Kollegen machen sich Gedanken, ob man wohl mit fortgeschrittenem Alter – und infolgedessen möglicherweise mit einem höheren Lebensstandard – auf das zweite Gehalt überhaupt verzichten kann. Selbst von medizinischer Seite haben Sie das Etikett Spätgebärende und Risikoschwangerschaft verpasst bekommen, auch wenn Sie jung aussehen und sich ebenso fühlen. Gemeinsam mit Ihrem Partner sollten Sie klären, wie Sie dazu stehen, reife Eltern zu sein. Finden Sie Antworten auf folgende Fragen:

> Wo liegen meine Vorteile gegenüber jüngeren Eltern?
> Welche Stärken bringe ich für meine neue Rolle mit?
> Welche Sorgen und Befürchtungen habe ich?

Haben Sie den Mut, sich darüber auszutauschen. Viele Paare sind in einer derartigen Situation gehemmter als gedacht. Die rosarote Stimmung soll möglichst keine Kratzer bekommen. Aber erst, wenn Sie offen über die möglichen Schattenseiten reden, können Sie auch gemeinsam über deren Lösungen nachdenken.

Frauenpower ist gefragt

Gleiches Schicksal verbindet, eine alte Volksweisheit, die Sie auch als Schwangere ab 35 nutzen können. Ihre eigenen Erfahrungen dürfen Sie dennoch machen, auf manche werden Sie dann vielleicht schon vorbereitet sein.

> **Suchen Sie sich die richtigen Gefährtinnen**

Ein offenes Gespräch mit Frauen im ähnlichen Alter, die ebenfalls gerade schwanger sind oder vor Kurzem ein Kind geboren haben, hilft oft am schnellsten, Unsicherheiten aus dem Weg zu räumen und falsche Erwartungen zu beseitigen. Im Lauf der Zeit werden Sie viele Gespräche über Ihre Schwangerschaft führen und noch mehr gute Ratschläge hören, gelegentlich auch ungefragt. Achten Sie auf die Qualität! Denn ein bloßer Schwangeren-Talk bringt in der Regel wenig Neues, schlimmstenfalls verunsichert er sogar. Hilfreich ist dagegen sich über seine echten Befürchtungen und Sorgen auszutauschen. Dafür ist eine gute Portion Vertrauen notwendig.

NETZWERK FLECHTEN

In der Schwangerschaft erfahren Sie von anderen Frauen oft viel Rückendeckung und Solidarität. Nach der Geburt, wenn der Partner wieder arbeitet, kommen Sie im Alltag schwer ohne die wechselseitige Hilfe anderer Mütter aus. Je früher Sie ein Netzwerk aufbauen, desto besser!

> Suchen Sie am richtigen Ort

Eine wahre Kontaktbörse für Frauen in derselben Situation sind Kurse wie etwa Schwangerschafts-Yoga oder -Schwimmen, speziell für Schwangere ab dem zweiten Drittel. Wenn Sie schon wissen, wo und bei wem Sie entbinden wollen, ist es sinnvoll, dort nach Kursen zu fragen. Denn Frauen aus diesen Kursen treffen Sie möglicherweise in der Geburtsvorbereitung wieder. Aber auch freiberuflich tätige Hebammen sind gute Ansprechpartnerinnen auf der Suche nach Gleichgesinnten. Sie sind nicht nur rund um die Geburt, sondern allgemein für die Betreuung von Schwangeren zuständig.

> Vergleichen Sie ruhig

Die meisten Frauen haben besonders im zweiten Drittel ihrer Schwangerschaft das Bedürfnis zu reden. Denn das ist der Zeitpunkt, zu dem gegebenenfalls weitere Entscheidungen über Pränataldiagnostik anstehen. Dazu müssen Sie einschätzen, ob Sie sich als ältere Erstgebärende, als Risikoschwangere, als Normalschwangere oder etwa als Best-Age-Mom fühlen möchten. Fragen Sie deshalb ruhig nach, wie andere Frauen sich als reife Schwangere oder Mutter erleben. Sprechen Sie die Themen an, die Ihnen wirklich nahegehen. Das erfordert gelegentlich Mut.

Wie sag ich es dem Chef und den Kollegen?

Frauen über 35 sind in der Regel schon seit etlichen Jahren im Berufsleben etabliert und haben nicht selten eine leitende Position inne. Möglicherweise trifft genau das auch auf Sie zu. Die Nachricht von Ihrer Schwangerschaft könnte dann im beruflichen Umfeld umso mehr mit unerfreulichen Reaktionen beantwortet werden. Folgende Tipps erleichtern Ihnen die Zeit bis zum Mutterschutz:

GU-ERFOLGSTIPP

An Folgendes sollten Sie im Umgang mit Arbeitgeber und Kollegen denken:

> Wenn Sie Ihre Schwangerschaft bekanntgeben, sollten Sie sich darüber klar sein, wann Sie wiederkommen und wie viel Sie dann arbeiten möchten. Legen Sie sich aber noch nicht endgültig fest: »Soweit ich das im Moment beurteilen kann ...«

> Machen Sie deutlich, dass Sie auch als Schwangere immer noch gerne arbeiten wollen.

> Planen Sie, ob und wie Sie während der Schwangerschaft entlastet werden sollten. Auch mit Ihrem Chef/Ihrer Chefin. Das beugt Erschöpfungskrisen vor und zeigt, dass Sie verantwortlich und vorausschauend planen.

> **Zeigen Sie Ihre Kompetenz**

Ihre »freudige Nachricht« bedeutet für die Kollegen während Ihrer Schwangerschaft erhöhte Rücksicht und eventuell auch Mehrarbeit, falls Sie einmal ausfallen sollten. Mit Beginn des Mutterschutzes muss eine Vertretung gefunden und eingearbeitet werden. Auch das belastet ein Team zusätzlich. Je komplexer Ihr Aufgabengebiet, desto wichtiger ist es, Kollegen vorzuschlagen, die aus Ihrer Sicht einzelne Bereiche vorübergehend übernehmen können. Das spricht für Ihre Professionalität, und Sie zeigen, dass Sie sich nicht für unentbehrlich halten. So nehmen Sie jenen Kollegen den Wind aus den Segeln, die immer schon Ihre Arbeit übernehmen wollten und denen es vielleicht am liebsten wäre, Sie würden nach der Entbindung gleich ganz zu Hause bleiben.

> **Lassen Sie Neider links liegen**

Häufig berichten schwangere Frauen, dass der Neidfaktor bei kinderlosen Frauen gerade am Arbeitsplatz besonders hoch sei. Nach dem Motto »Die will wohl alles gleichzeitig haben« wird der schwangeren Kollegin das Leben nicht unbedingt leichter gemacht. Zu solchen Kolleginnen können Sie nur den größtmöglichen Abstand halten. Machen Sie sich in den weniger guten Mo-

---

»RAUCHEN KANN TÖDLICH SEIN«

Man weiß heute, dass sich der schädliche Einfluss des Rauchens und das Alter der Mutter gegenseitig verstärken. Sowohl aktives als auch passives Rauchen bewirken, dass sich die mütterlichen und kindlichen Gefäße zusammenziehen. Als Folge können lebenswichtiger Sauerstoff, aber auch Nährstoffe viel schwerer an ihr Ziel transportiert werden. Wer regelmäßig raucht, riskiert deshalb eine Unterversorgung des Kindes, die schwerwiegende Auswirkungen haben kann. Vermeiden Sie deshalb mit 35plus unbedingt zu rauchen oder Rauch mitinhalieren zu müssen! Arbeitgeber missachten oft das Mutterschutzgesetz, nach dem Ihnen ein rauchfreier Arbeitsplatz zur Verfügung gestellt werden muss. Und Schwangere sind in der Regel wenig über ihre Rechte informiert.

---

menten bewusst, dass nur ein wirklich beneidenswerter Zustand Neider erzeugt. Natürlich werden Sie auch viele Anteil nehmende und herzliche Wünsche mit auf den Weg bekommen, aber auf die muss man sich ja nicht vorbereiten …

> **Überfordern Sie sich nicht**

Damit Sie in der verbleibenden Zeit bis zum Mutterschutz gesund bleiben, ist im Mutterschutzgesetz die Gestaltung Ihres Arbeitsplatzes geregelt. Prüfen Sie rechtzeitig, ob Ihre individuellen Grenzen der Belastbarkeit erreicht sind und ergreifen Sie geeignete Maßnahmen. Bleiben Sie standfest und selbstbewusst – auch, wenn Ihre Kollegen oder Vorgesetzten Sie unter Druck setzen. Es ist *Ihre* Gesundheit und *Ihre* Schwangerschaft, für die Sie eintreten. Sprechen Sie bei Schwierigkeiten unbedingt mit Ihrer Frauenärztin oder mit Ihrer Hebamme.

Gemischte Gefühle im Endspurt

In den ersten beiden Dritteln Ihrer Schwangerschaft nehmen Sie viele große und kleine Hürden und meistern sie auch. Bei den Untersuchungen bangen Sie, ob alles in Ordnung ist. Im späteren Stadium spüren Sie täglich, wie sich Ihr Kind bewegt. Dann ist es schon nah mit Ihrem Leben verbunden, und bald kommt es zur Welt. Kein Wunder, dass gerade Frauen, die spät schwanger wurden, besonders gegen Ende der Schwangerschaft neben der Vorfreude auch Angst empfinden und auf Nummer sicher gehen möchten. Sie haben ja auch mehr zu verlieren. Möglicherweise gibt es keine zweite Chance, um noch ein Kind zu bekommen. Außerdem wird die eigene Ängstlichkeit durch die »für-sorgliche« Haltung der Medizin verstärkt, die mehr das Risiko als den Normalfall vor Augen hat. Das gilt auch für die Geburt. Natürlich dürfen Sie zu Ihren Ängsten stehen – sie müssen nicht immer rational begründet sein. Aber Sie sollten sich auch bewusst sein, dass es am wahrscheinlichsten ist, dass alles gut gehen wird.

Der folgende Test wird in der Grundschule angewandt, um Schülern eine konkrete Vorstellung von Zahlen und deren Verhältnis zueinander zu ermöglichen. Vielleicht ist er auch für Sie – als kleines Gedankenspiel – aufschlussreich.

TIPP

Lassen Sie Ihren Partner an Ihren Gefühlen teilhaben. Das schafft Nähe und beruhigt Sie beide. Denn auch er sorgt sich: um Sie und um das Kind.

Test: Mengenlehre

> Step 1: Füllen Sie 100 getrocknete Erbsen in ein durchsichtiges, schmales Gefäß und legen Sie eine Erbse auf einen Teller daneben. Wie würden Sie das Verhältnis der beiden Mengen beschreiben? Wie die meisten werden Sie vermutlich antworten: In dem Gefäß sind sehr viel mehr Erbsen. Genau das Gleiche gilt für statistische Risiken, die Sie theoretisch durch Ihr Alter haben könnten:

Normal ist, dass alles gut geht (100 Erbsen). Nur sehr selten gibt es Probleme (eine Erbse), die dann auch behandelt werden können.

> Step 2: Fragen Sie sich, wann sich die Zahl Eins größer anfühlt, bei 1:100 oder bei 100:1. Manche Menschen (meist Männer) werden das Verhältnis der Erbsen zueinander eher in 1:100 ausdrücken. Es ist interessant, dass bei dieser Variante die Eins meist als größer empfunden wird als bei der Variante 100:1. Entsprechend bewerten viele Menschen leider auch mögliche Risiken. Sie neigen dazu, sich mehr mit dem einzigen negativen Fall zu beschäftigen, statt ihre Aufmerksamkeit auf die erheblich größere Menge der positiven Fälle zu richten.

Das können Sie ändern. Mobilisieren Sie Ihre inneren Stärken und rücken Sie bei anstehenden Entscheidungen – etwa Kaiserschnitt ja oder nein? – den Normalfall in den Vordergrund. Dann werden Sie mit Vernunft entscheiden, aber ohne übertriebenes Sicherheitsdenken.

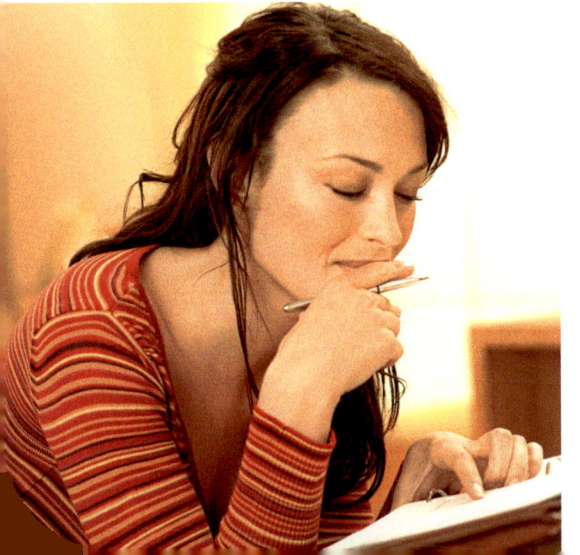

Notieren Sie in Ihrem Schwangerschaftstagebuch, was Ihnen gut tut, was Mut macht und was Sie wiederholen möchten.

Für Gelassenheit und innere Ruhe

Im letzten Schwangerschaftsdrittel lohnt es sich, zur Vorbereitung auf die Geburt bewusst alles auf eine Karte zu setzen: Stärken Sie Ihre innere Haltung und bauen Sie körperliches und emotionales Selbstbewusstsein auf. Viele Frauen – und auch Männer – haben heute zwar ein Bild, wie ihr Körper auszusehen hat, aber das Gefühl für ihn haben sie verloren. Nutzen Sie die letzten Monate der Schwangerschaft, um immer mehr zu erspüren, was Ihr

Körper an sinnlichem Genuss, an Pflege und Entlastung braucht. Denn mit diesem erworbenen »Spür-Sinn« werden Sie auch während der Geburt genau wahrnehmen können, was Ihnen hilft. Eine wichtige Voraussetzung, um sich das Gebären aus eigener Kraft zuzutrauen.

Betrachten Sie »innere Bilder«

Eine bewährte Methode, um Vertrauen aufzubauen, ist eine Art Selbsthypnose. Dazu lassen Sie gedanklich positive Bilder entstehen. Üben Sie frühzeitig und regelmäßig, mit diesen »inneren Bildern« zu arbeiten:

> **Mein Körper schützt mein Kind**

Nutzen Sie die Technik des Visualisierens, um sich die intakte Schwangerschaft konkret vor Augen zu führen. Nehmen Sie sich dafür täglich einen kurzen Augenblick Zeit. Am besten an einem Ort, an dem Sie sich geborgen fühlen, etwa der Lieblingssessel im Winter oder die Gartenbank im Sommer. Schließen Sie möglichst die Augen. Richten Sie Ihre Sinne nach innen, wie es Mönche beim Gebet tun: Hören Sie Ihrem Herzschlag und Ihrem Atem zu. Das klappt vielleicht nicht gleich beim ersten Mal. Doch mit etwas Geduld geht es immer besser. Versuchen Sie jetzt, Ihre Gebärmutter zu »sehen«. Ein kräftiges, starkes Polster, das Ihr Baby umhüllt und schützt. Sehen Sie sich den Gebärmutterhals an. Er ist fest geschlossen und wehrt alle Keime ab, die aus der Scheide hochsteigen wollen. Machen Sie sich klar: Neun Monate lassen sich hier gut und sicher verbringen.

> **Mein Kind ist stark und lebensfähig**

Schauen Sie jetzt mit Ihrem inneren Auge zu dem kleinen Wesen in Ihrem Bauch. Versuchen Sie offen zu sein für das, was Sie dabei wahrnehmen. Manche Frauen stellen sich im ersten Drittel der Schwangerschaft ein Fischchen vor, andere sehen eine leuchtende Farbe oder haben einfach ein strömendes, herzliches Gefühl. Im Verlauf der Monate wächst auch Ihr inneres Bild vom Kind und verändert sich. Stellen Sie sich das Pulsieren des kleinen Herzens vor. Jeder Schlag heißt: Ich will leben. Jede Zelle des Kindes enthält den Wunsch und das fertige Programm, zu wachsen, damit

TIPP

Viele Künstler und Sportler tragen einen Talisman bei sich. Warum nicht auch Sie? Vielleicht einen kraftspendenden Stein oder das erste Spielzeug, das Sie für Ihr Baby ausgesucht haben.

GEMEINSAM STARK!
Laden Sie Ihren Partner ein, mit Ihnen Ihre »inneren Bilder« zu betrachten. Hinter Ihnen oder Rücken an Rücken sitzend können Sie gemeinsam die positiven Visionen an sich vorbeiziehen lassen.

es geboren werden kann. Versuchen Sie, Kontakt mit dem kleinen Wesen in Ihrem Bauch aufzunehmen. Spüren Sie einfach, wie stark es ist, und vertrauen Sie auf seinen Lebenswillen. Kinder schaffen es doch auch unter schwierigen Bedingungen wie Krieg und Not, auf die Welt zu kommen.

Nutzen Sie die Kräfte der Naturheilkunde

Eigentlich haben Sie die allerbesten Vorsätze, sich und Ihren eigenen Kräften zu vertrauen. Dennoch tauchen ab und an Zweifel auf, die an den Nerven zehren. In solchen Fällen empfehlen Hebammen gern Teemischungen, die beruhigen, kräftigen und entspannen. Fragen Sie einfach nach oder informieren Sie sich in der entsprechenden Literatur. Oder kann Sie einer der beiden folgenden Vorschläge begeistern? Auf jeden Fall sind es bewährte Mittel für stabile Nerven:

> **Heilkräuter auf dem Balkon**

Pflanzen Sie sich eine Quelle von Ruhe und Gelassenheit in einen schönen Blumenkasten oder, wenn vorhanden, in Ihren Garten. Bestens geeignet sind Zitronenmelisse und Thymian, aber auch Majoran. Lavendel können Sie gut zwischen die anderen Heilkräuter setzen. Diese Kräuter können Sie sich bei Bedarf als stärkenden Tee aufgießen. Pfefferminze und Eisenkraut (Verbene) sollten Sie sicherheitshalber während der Schwangerschaft nicht verwenden, da sie wehenanregend wirken können.

Zwei bewährte Ideen für Lavendel:

Waschen Sie frische Lavendelblätter und -blüten gründlich ab (ein Guss heißes Wasser). Legen Sie sie in ein Glas und füllen Sie Honig ein. Vier Wochen lang stehen lassen, bevor Sie ihn genießen. Lavendelblüten können Sie auch in ein Stoffsäckchen füllen und zubinden. Ein altbewährtes Hausmittel für den Wäscheschrank, aber auch für die Badewanne. Hängen Sie das Säckchen in die Wanne, während Wasser einläuft. Viele Schwangere schwören auf dieses entspannende Bad.

> **Aromatherapie – damit es nach Ihrer Nase geht**

Aromatherapie ist gerade in der Schwangerschaft ausgesprochen nützlich. Auf natürliche Weise unterstützen Sie durch angenehme

Düfte Ihre Selbstheilungskräfte. Außerdem strahlt eine Duftlampe mit brennender Kerze eine Atmosphäre von Ruhe und Schönheit aus, die Ihnen gut tun wird. Auf Seite 126 finden Sie eine Buchempfehlung zu Aromatherapien in der Schwangerschaft mit Hinweisen, welche Öle bei welchen Beschwerden lindernd wirken. Hier schon ein bewährter Mix:

Mischen Sie hochwertige ätherische Öle wie Lavendel (entspannt), Bergamotte (vertreibt ein Stimmungstief), Rose (wirkt harmonisierend), Mandarine (löst Verspannungen) und Sandelholz (beruhigt und erdet) so, wie es Ihnen angenehm ist. Dosieren Sie sparsam, denn Schwangere sind meist sehr sensibel für sinnliche Reize. Sparsam bedeutet, ein bis drei Tropfen pro Ölaroma zu verwenden und die Duftlampe nur für eine begrenzte Zeit, etwa zweimal eine Stunde, anzuzünden.

Kommen Sie auf andere Gedanken

Sie haben das gute Recht, Sorgen und Zweifel, die in der Schwangerschaft auftauchen, so oft wie möglich zu vergessen. Lenken Sie sich bewusst ab, mehr können Sie manchmal einfach nicht tun:

> **Erinnern Sie sich an schöne Momente**
Stellen Sie sich einen bunten Wiesenstrauß oder Meeresmuscheln von Ihrem letzten Urlaub auf den Schreibtisch. Sie werden sehen, wie sich dadurch die Atmosphäre auch an Ihrem Arbeitsplatz verändert.

> **Planen Sie entspannende Unternehmungen**
Unternehmen Sie mit Ihrem Partner erholsame und vergnügliche Dinge. Sorgenvolles Grübeln und organisatorische Fragen haben dabei Pause. Verbringen Sie Ihre Zeit mit Menschen, die Ihnen gut tun und die Sie auf andere Gedanken bringen.

> **Aktivieren Sie Ihre Hobbys**
Spätestens wenn der Mutterschutz für mehr Freiraum sorgt, sollten Sie alte Hobbys neu beleben oder sich eine anregende neue Beschäftigung suchen. Wie wäre es, wenn Sie Ihr Englisch auffrischen oder wieder mit dem Malen beginnen würden? Beides können Sie auch nach der Geburt fortsetzen, wenn das Baby schläft und Sie Ihre Arbeit noch nicht aufgenommen haben.

TIPP

Je länger Sie mit 35plus ein zielorientiertes Berufsleben gewohnt waren, desto eher könnten während der Babypause Langeweile oder Unruhe aufkommen. Ein persönliches Betätigungsfeld ist deshalb sehr wichtig.

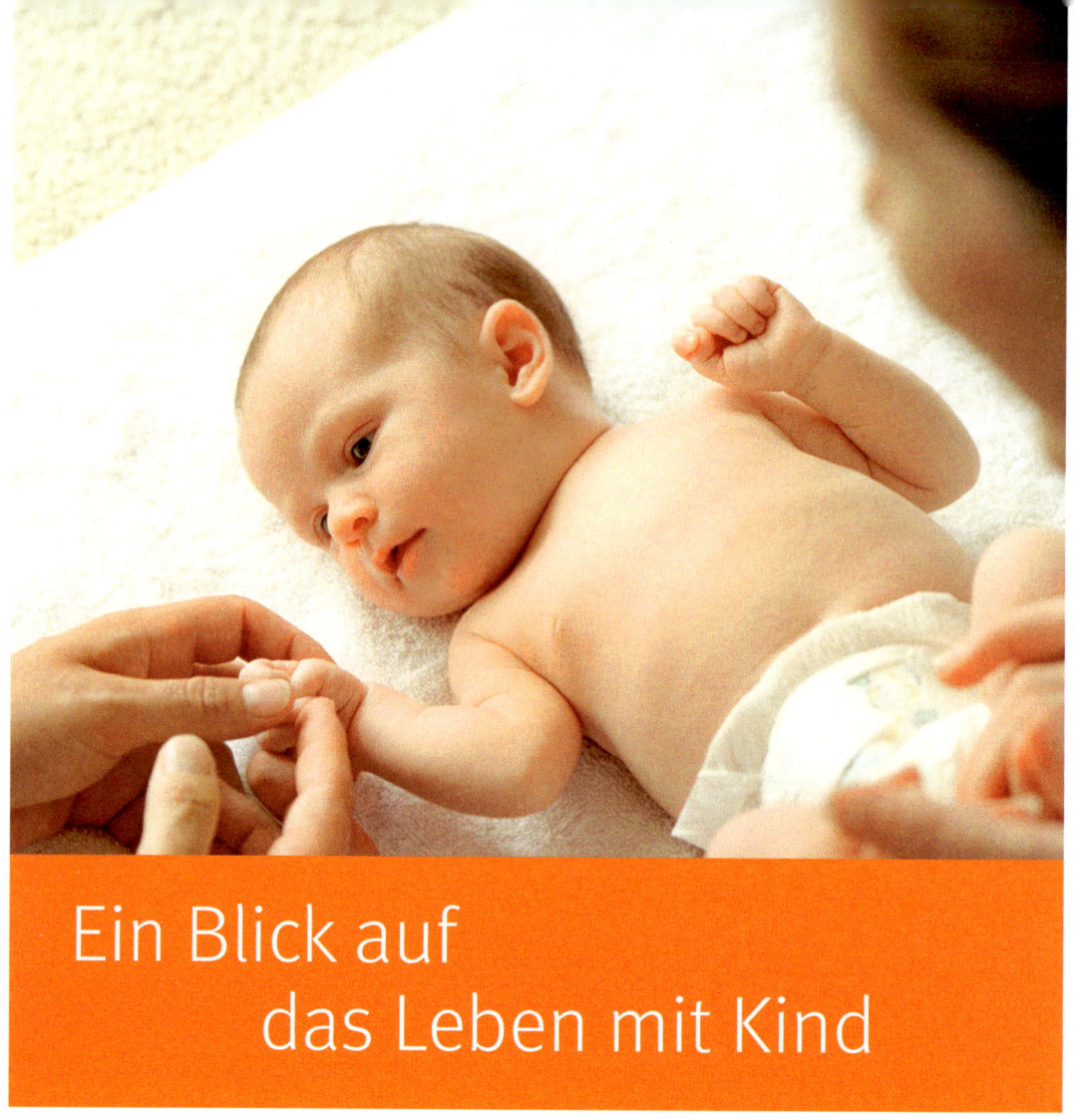

Ein Blick auf das Leben mit Kind

Ein neues Kapitel beginnt für Sie: Ihr Kind ist auf der Welt! Es wird Ihr Leben bereichern – und durcheinanderwirbeln. Alle Eltern erleben diese Zeit als zutiefst bewegend. Erleichterung, Freude, aber auch Erschöpfung und das unsichere Gefühl, wie der neue Lebensabschnitt ablaufen soll, wechseln sich ab. Späte Eltern empfinden zwei Extreme meist intensiver als jüngere: Sie sind besonders dankbar, meinen aber auch zu spüren, wie ihnen die gewohnte Sicherheit unter den Füßen weggezogen wird.

Eine alte Tugend neu entdeckt

Mit einem Baby betreten alle Eltern absolutes Neuland, auch wenn sie noch so viel im Leben erreicht und erlebt haben. Auch wer im Job alles managen kann, muss mit dem Kind einen neuen Rhythmus finden, es wickeln und stillen lernen. Eine große Chance, die eigene kindliche Seite wieder zu beleben, aber früher oder später kommen alle Eltern dabei auch an ihre Grenzen. Wichtig ist, dass Sie sich nicht innerlich gegen die Veränderungen wehren, die Ihr neues Leben mit sich bringt.

Nehmen Sie die schwierige, aber auch wunderbare Herausforderung an und versuchen Sie – wie in der Geburt – nachzugeben. Akzeptieren Sie Ihre eigenen Gefühle auch dann, wenn nicht gerade rauschendes Mutterglück angesagt ist. Das fällt älteren Müttern oft schwerer als jüngeren. Sie haben gelernt, Probleme wegzuorganisieren und alles im Griff zu haben und zu bestimmen. Mit einem Baby wird das anders. Chaotische Situationen und Sorgen gehören ab jetzt zu Ihrem Leben dazu! Sie werden leichter damit umgehen können, wenn Sie innerlich Ja dazu sagen und über manches sogar schmunzeln können. Und Sie werden staunen, welche ungeahnten Welten sich mit Kind entdecken lassen. Finden Sie für Ihre neue Lebensphase Ihren eigenen Weg.

MUTTER SEIN WILL GELERNT SEIN

Der berühmte Säuglingsforscher Daniel Stern hat eines seiner Bücher sehr zutreffend »Die Geburt einer Mutter« genannt. Diese Geburt findet nicht automatisch statt, nur weil Ihr Kind zur Welt gekommen ist. Es ist normal, dass Sie anfangs unsicher sind und erst lernen müssen – auch wenn Sie von sich das Gegenteil erwarten. Eine Langzeitstudie der Universität Erlangen-Nürnberg hat ergeben, dass mehr als 50 Prozent aller Eltern über alltägliche Erziehungsprobleme klagen. Es gehört zu den Herausforderungen, vor denen alle Eltern stehen: die eigenen Defizite zu spüren und mit ihnen umzugehen zu lernen. Sie können an ihnen aber auch wachsen. Vor allem Frauen, die mit beiden Beinen im Leben stehen, fällt es schwer, sich ihre Unsicherheit einzugestehen. Sie waren es bisher gewohnt, alles unter Kontrolle zu haben. Doch in ihrem neuen Leben mit Baby ist das oft nicht möglich.

Viel Mutterliebe – vergessen Sie sich nicht dabei

Das Leben mit Baby gleicht in den ersten Wochen, Monaten und sogar Jahren einem Marathon. Ab der Geburt haben Sie mit Ihrem Partner 24 Stunden täglich Dienst, auch am Wochenende und im Urlaub … Nur die Art der Anforderung, die Ihr Kind an Sie stellen wird, ändert sich: Ein Neugeborenes will gestillt werden, auch nachts. Ein zweijähriges Kind testet Ihre Fähigkeit, Grenzen zu setzen. Beides erfordert viel Energie und kostet Kraft. Möglicherweise merken Sie jetzt, dass Ihnen der Schlafmangel mehr zu schaffen macht als noch vor zehn Jahren. Das ist normal. Dazu kommt, dass Frauen ab 35 nach der Geburt meist länger brauchen, um sich zu erholen. Deshalb sollten Sie jetzt ganz besonders achtsam mit sich umgehen!

Eine wichtige Fähigkeit, um den täglichen Anforderungen standzuhalten und Ihr Kind genießen zu können, haben Sie möglicherweise in der Schwangerschaft schon trainiert: Sorgen Sie auch für sich selbst! Klar, mit einem süßen, aber fordernden Baby fällt das schwerer als vor der Geburt: Schläft das Kind, schaut Sie der Wäscheberg vorwurfsvoll an. Und die beste Freundin wartet auf einen Rückruf. Am besten verabschieden Sie sich schnell davon, solche und ähnliche Erwartungen erfüllen zu wollen. So wie es vorher war, wird es nicht weitergehen können. Denn die Zeit, die Ihr Kind braucht, müssen Sie an anderer Stelle einsparen. Spüren Sie wie früher als Schwangere, wann Ihnen eine Pause gut tun würde und wo Entlastung durch Dritte angesagt ist. Damit Sie sich nicht auspowern, sollten Sie die Ratschläge auf der gegenüberliegenden Seite ernst nehmen.

Nutzen Sie Ihre Erfahrungen

Frauen, die ihr Kind spät bekommen haben, sind als Mütter so verschieden wie jüngere Mütter auch. Manche genießen die Baby-Pause als geschenkte Zeit. Sie haben weniger als jüngere Mütter das Gefühl, etwas zu verpassen. Andere Frauen, die ihr Selbstbewusstsein über Jahre hinweg aus dem Beruf gezogen haben, berichten dagegen von einem Baby-Kulturschock, der sich nach einiger Zeit eingestellt hat. Ohne den geregelten Tagesablauf

GU-ERFOLGSTIPP

Seien Sie bewusst dankbar! Unmittelbar nach der Geburt fühlten Sie sich sicher sehr erleichtert: »Alles ist gut gegangen. Unser Kind ist auf der Welt.« Dieses Gefühl der Dankbarkeit sollten Sie pflegen und bewahren! Das hilft besonders an stressigen Tagen, wenn Sie (wieder) einmal nur noch das Negative sehen. Denken Sie stets daran, welches Geschenk dieses Kind für Sie bedeutet.

und die gewohnte Arbeit scheint für sie das eigene Leben unterzugehen, besonders wenn sie auch in der Partnerschaft nicht die gewohnte Bestätigung finden. Sich als Frau plötzlich in dem Klischee der »Nur-Hausfrau« zu entdecken, kann das Selbstbild vorübergehend ins Wanken bringen. Das gilt auch für Frauen, die das Leben mit ihrem Kind eigentlich genießen könnten. Lassen Sie es nicht zu, dass Sie die Freude an Ihrem neuen Leben verlieren. Auch wenn die neue Situation fremd ist: Sie können auf alte Fähigkeiten zurückgreifen, die Sie auch im Beruf weitergebracht haben. Testen Sie, welche der folgenden Anregungen hilfreich für Sie ist – und setzen Sie sie um!

> **Ein Wochenplan**

Geben Sie Ihrer Woche eine Struktur, in der es feste Termine gibt. Für Mutter und Kind, als Paar, für den Haushalt und so weiter. Sprechen Sie am Sonntagabend die kommende Woche durch und verteilen Sie dabei die jeweiligen Aufgaben.

> **Ihr bester »Stellvertreter«**

Überwinden Sie Ihr Gefühl »Nur Mama kann es richten«. Geben Sie Ihrem Partner von Anfang an die Möglichkeit, den Umgang mit Ihrem und seinem Kind ebenso zu lernen wie Sie. Beziehen Sie ihn mit ein, auch wenn manches länger dauert oder er die Dinge einfach »auf seine Art« erledigt.

> **Reichen Sie Urlaub ein**

Vertrauen Sie Ihr Kind nicht erst dann jemandem an, wenn Sie bereits völlig erschöpft sind. Gewöhnen Sie rechtzeitig eine Babysitterin ein und lassen Sie sich Zeit dabei. Anfangs ist es für viele Mütter angenehmer, wenn sie nicht zuständig, aber trotzdem in Rufweite sind.

> **Organisieren Sie Ihre »Fortbildung«**

Suchen Sie sich eine Beschäftigung, ähnlich wie im letzten Drittel der Schwangerschaft, bei der Sie zeitlich flexibel sind und die Ihre Bedürfnisse als Erwachsene befriedigt. Sei es, dass Sie – mit Spaß und ohne übertriebenen Ehrgeiz – eine Sprache lernen oder auffrischen oder dass Sie beginnen zu fotografieren.

Mit dieser Strategic tanken Sie Energie – für sich selbst und für Ihre Familie!

Sachregister

Bücher & Adressen, die weiterhelfen

Gaskin, Ina May: Die selbstbe-
stimmte Geburt. Handbuch für
werdende Eltern. Kösel

Jong, Theresia Maria de; Kemm-
ler, Gabriele: Kaiserschnitt. Wie
Narben an Bauch und Seele
heilen können. Kösel

Lothrop, Hanna: Gute Hoffnung
– jähes Ende. Kösel

Stachowiak, Karin: Aroma-
therapie. Hippokrates,
Edition Hebamme

Stadelmann, Ingeborg: Die Heb-
ammen-Sprechstunde.
Eigenverlag

Stiftung Warentest: Untersuchung zur Früherkennung
für Schwangere

Temelie, Barbara; Trebuth, Bea-
trice: Die Fünf Elemente Ernährung für Mutter und Kind. Joy
Verlag

Bücher aus dem GRÄFE
UND UNZER VERLAG

Cantieni, Benita; Altpeter-Weiss,
Karin: MamaFitness. Das ein-
zigartige Training
für eine unbeschwerte
Schwangerschaft

Fehrenbach, Lisa: Schwanger-
schaftsgymnastik (mit CD)

Gebauer-Sesterhenn, Birgit;
Villinger, Dr. med. Thomas:
Schwangerschaft und Geburt

CARA
Beratungsstelle zur vorgeburt-
lichen Diagnostik e.V.
Große Johannisstrasse 110
28199 Bremen
www.cara-beratungsstelle.de

Deutscher Caritasverband
Karlstrasse 40
79104 Freiburg
www.caritas.de

pro familia e.V.
Deutsche Gesellschaft für
Familienplanung, Sexualpäda-
gogik und Sexualberatung
Stresemannallee 3
60596 Frankfurt
www.profamilia.de

PUA – Beratungsstelle zur
Pränatalen Untersuchung
und Aufklärung
Heilbronnerstrasse 180
70191 Stuttgart
www.diakonie-wuerttem-
berg.de

www.baby-care.de
(Vorsorgeprogramm zu
Frühgeburten vom Berufs-
verband für Frauenärzte)

www.bmfsfj.de
Bundesministerium für
Familien, Senioren,
Frauen und Jugend
(für Broschüren zu Eltern-
zeit und Erziehungsgeld)

www.bvmedgen.de
Bundesverband Deutscher
Humangenetiker
(vermittelt Adressen)

www.bzga.de
Bundeszentrale für gesundheitliche Aufklärung
(zu Schwangerschaft und
Gesundheit des Kindes)

www.dge.de
(zu Mikronährstoffen)

www.ds-infocenter.de
Deutsches Downsyndrom
Infocenter (für Informa-
tionen und Publikationen)

www.frauen-und-
psychiatrie.de
(bei psychischen Problemen
um die Schwangerschaft)

www.gfhev.de
Deutsche Gesellschaft für
Humangenetik
(vermittelt Adressen)

www.hebammensuche.de
(nach Postleitzahlen und
Tätigkeitsgebieten)

www.leona-ev.de
Verein für Eltern chromoso-
mal geschädigter Kinder

www.netzwerk –pränataldiag-
nostik.de
Netzwerk gegen Selektion
durch Pränataldiagnostik

www.ohrenkuss.de
Zeitschrift von Menschen
mit Down-Syndrom

www.osteopathie.de
Berufsverband mit Adressen
qualifizierter Osteopathen

Impressum

Ein Dankeschön der Autorin

> an meine engagierte Hebamme und aufmunternd kritische Leserin des Manuskriptes Lisa von Reiche,

> für spannende weiterführende Gespräche mit der Hebamme Monika Brühl vom Geburtshaus Bonn,

> für den offenen, wissenschaftlichen Austausch mit Dr. Christine Loytved, MPH (vertretende Leiterin des Fachgebietes Gesundheits- und Krankheitslehre & Psychosomatik an der Universität Osnabrück, Prof. Dr. Beate Schücking),

> an meine Studienkollegin Dr. Andrea Kempe, Oberärztin am Zentrum für Pränatalmedizin an der Universität Bonn,

> an die Wissenschaftsjournalistin Ute Hänsler, die mit mir das Projekt »Schwanger ab 35« in Angriff genommen hat,

> und natürlich an alle Frauen, Fachfrauen und -männer, die mir für Fragen und Antworten zur Verfügung gestanden haben.

© 2008 GRÄFE UND UNZER VERLAG GmbH, München Alle Rechte vorbehalten. Nachdruck, auch auszugsweise, sowie Verbreitung durch Film, Funk, Fernsehen und Internet, durch fotomechanische Wiedergabe, Tonträger und Datenverarbeitungssysteme jeder Art nur mit schriftlicher Genehmigung des Verlages.

ISBN 978-3-8338-0380-2

1. Auflage 2008

Programmleitung:
Ulrich Ehrlenspiel

Redaktion: Anja Schmidt

Lektorat: Rita Maria Güther

Bildredaktion: Henrike Schechter
Layout: independent Medien-Design, Claudia Hautkappe

Herstellung: Elisabeth Märtz

Satz: griesbeckdesign, München

Lithos: Repro Ludwig, Zell am See

Druck: Appl, Wemding
Bindung: Sellier, Freising

Bildnachweis:
Picture Press: Cover, Seite 66, 108; Masterfile: U2/Seite 1; privat: Seite 4, 26; Corbis: Seite 2/3, 8, 72/73, U4 links; Plainpicture: Seite 3, 22, 62, 76; Photodisc: Seite 6/7; PhotoAlto Agency RF: Seite 32/33; Superbild: Seite 34, 39, 86; Mauritius: Seite 42; Getty: Seite 74, 92, 120; Antje Anders: Seite 80, 97, 98, 102; Focus/SPL: Seite 89, U4 rechts; Image Source: Seite 106/107; Jump: Seite 116

Computergrafiken: Detlef Seidensticker, München

Wichtiger Hinweis
Die Gedanken, Methoden und Anregungen in diesem Buch stellen die Meinung bzw. Erfahrung der Verfasserin dar. Sie wurden nach bestem Wissen erstellt und mit größtmöglicher Sorgfalt geprüft. Sie bieten jedoch keinen Ersatz für persönlichen kompetenten medizinischen oder psychologischen Rat. Jede Leserin ist für das eigene Tun und Lassen auch weiterhin selbst verantwortlich. Weder Autorin noch Verlag können für eventuelle Nachteile oder Schäden, die aus den im Buch gegebenen praktischen Hinweisen resultieren, eine Haftung übernehmen.

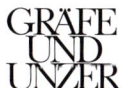

GRÄFE UND UNZER

Ein Unternehmen der
GANSKE VERLAGSGRUPPE

Liebe Leserin und lieber Leser,

wir freuen uns, dass Sie sich für ein GU-Buch entschieden haben. Mit Ihrem Kauf setzen Sie auf die Qualität, Kompetenz und Aktualität unserer Ratgeber. Dafür sagen wir Danke! Wir wollen als führender Ratgeberverlag noch besser werden. Daher ist uns Ihre Meinung wichtig. Bitte senden Sie uns Ihre Anregungen, Ihre Kritik oder Ihr Lob zu unseren Büchern. Haben Sie Fragen oder benötigen Sie weiteren Rat zum Thema? Wir freuen uns auf Ihre Nachricht!

GRÄFE UND UNZER VERLAG

Leserservice

Postfach 86 03 13

81630 München

Wir sind für Sie da!

Montag – Donnerstag: 8.00 – 18.00 Uhr
Freitag: 8.00 – 16.00 Uhr

Tel.: 01 80 - 5 00 50 54*
Fax: 01 80 - 5 01 20 54*

*(0,14 †/Min. aus dem dt. Festnetz/ Mobilfunkpreise können abweichen.)

E-Mail: leserservice@graefe-und-unzer.de

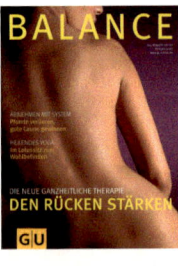
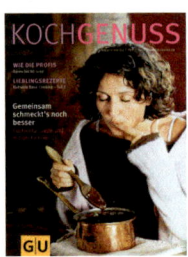

Wollen Sie noch mehr Aktuelles von GU erfahren, dann abonnieren Sie doch unseren kostenlosen GU-Online-Newsletter und/oder unsere kostenlosen Kundenmagazine.

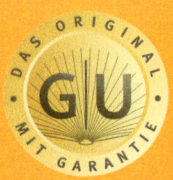

Unsere Garantie

Alle Informationen in diesem Ratgeber sind sorgfältig und gewissenhaft geprüft. Sollte dennoch einmal ein Fehler enthalten sein, schicken Sie uns das Buch mit dem entsprechenden Hinweis an unseren Leserservice zurück. Wir tauschen Ihnen den GU-Ratgeber gegen einen anderen zum gleichen oder einem ähnlichen Thema um.

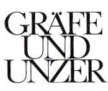

GRÄFE
UND
UNZER

Ein Unternehmen der
GANSKE VERLAGSGRUPPE